Wider das Gewissen

Gründung einer Pflegestation der Diakonie

Matthias Meyer

Impressum

© 2004 Matthias Meyer

Alle Rechte vorbehalten.

www.gesundheitswirt.de

Umschlaggestaltung: MaDaMe

Korrektorat: Ralf Müller

Herstellung und Verlag: Books on Demand GmbH, Norderstedt

ISBN 3-8334-1834-6

Inhaltsverzeichnis

Die in dieser Arbeit verwendeten personenbezogenen Formulierungen und Beschreibungen beziehen sich auf Frauen und Männer in gleicher Weise. Der Einfachheit halber verwende ich in den meisten Fällen die männliche Form.

1. Einleitung

1.1. Vorwort

Danksagen für das Ermöglichen dieser Arbeit möchte ich gleich zu Anfang ohne Titel- und Zunamen, Ralf, Katharina und Ilona: „Vielen Dank für Eure orthografische Hilfe!", Jens: "Danke für die Technische Hilfe!" sowie Pascal: „Danke für die fließende Hilfe!". Für die praktische Hilfe danke ich Monique, Stefanie, Melanie, Janina, Jeanette und Steffen.

Im Folgenden sind die Namen, Daten und Örtlichkeiten durch mich anonymisiert worden. Die original Adressen, Dienstpläne, Dienstanweisungen, Leitbilder, Formulare, Telefon- und Gesprächsnotizen sowie relevante Kopien der Originaltexte liegen mir vor.

Am 07.10.2002 begann ich mit der Gründung eines Altenpflegeheimes für einen diakonischen Verein in einer Stadt in Ostdeutschland. Ich bemerkte schon in den ersten Wochen, dass das Wissen und Können nicht alleine Entscheidungsgründe der Herangehensweise für das Handeln sind. Erfahrung, Erziehung, also Ethik, Moral und der christliche Glaube spielten stark bei Entscheidungen mit. In Zeiten der Rezession, in denen sich der Staat und die Kommunen aus sozialen Hilfeleistungen immer weiter zurückziehen müssen, müssen auch diakonische

Einrichtungen sich stark wirtschaftlich orientieren um bestehen zu können.

1.2.Fragestellung

Das Beratungs- und Hilfeangebot wird immer weniger durch Zuschüsse finanziert. Dadurch benötigen die Träger eigene Finanzierungsquellen, sprich Wirtschaftbetriebe. Wie weit darf die wirtschaftliche Orientierung diakonischer Einrichtungen gehen? Ein Altenpflegeheim ist heutzutage ein genau berechenbarer Wirtschaftsbetrieb, der bei einer Neugründung erhebliche Gewinne abwerfen kann. Daher ist die Gründung von Heimen durch sehr viele Gesetze, Regelungen und Vorschriften geregelt. „Schwarze Schafe" sollen auf diesem Gebiet keine Chance bekommen, da die Pflegeheimbewohner auf besonderen Schutz angewiesen und in höchstem Maße abhängig sind.

„Es gibt also die Menschen, die sich den Konflikten mit den Hierarchien stellen, Mitsprache einklagen und eigene Anstrengungen zur Verbesserung des Handelns und Verhaltens in den Arbeitsstrukturen unternehmen."[1]

In dieser Arbeit soll das mich beschäftigende Dilemma, zwischen dem freien eigenen Verhalten und Handeln sowie dem Zwang durch Anweisungen des Vorgesetzten mit all

---

[1] Leher 2000, S.163

ihren Folgen verdeutlicht werden. Der eigene Handlungsspielraum kann schöpferisch und verantwortlich genutzt werden, der Bereich ist zwar auch dem Gewissen unterworfen, aber es kommt eher nicht zum Gewissenskonflikt. Dieser Konflikt entsteht, wenn man nicht nur Veränderungen von den Vorgesetzten und Institutionen erwartet, sondern gewissentlich auf diese einzuwirken versucht.[2]

1.3. Der Verein

Der diakonische Verein wurde in den achtziger Jahren des 19. Jahrhunderts gegründet. Genaue Daten liegen leider nicht vor, da die Archive des Vereins nicht erhalten geblieben sind. 1976 wurde der Verein durch die DDR aufgelöst. Als unselbständige Organisation wurde er jedoch in der evangelischen Kirche weitergeführt. Der diakonische Verein wurde nach der Wiedervereinigung Deutschlands 1993 als selbständiger Verein wieder gegründet. Heute hat der Verein ein breites Beratungsangebot und besteht aus mehreren Abteilungen. Im Oktober 2002 ist der Bereich Altenpflegeheim dazugekommen. Das Heim trägt offiziell den Namen „Diakonie – Pflegestation" des Vereins.

---

[2] vgl. Leher 2000, S.163

1.4.Meine Funktion

Ich bewarb sich im Juli auf die Stelle des Heim- und Pflegedienstleiters bei dem diakonischen Verein. Am 07.Oktober wurde ich für den neu zu gründenden Heimbereich eingestellt. Die Aufgabe bestand darin, ein Pflegeheim mit 50 Betten zu gründen. Der Verein hatte einen Mietvertrag über den Pflegebereich in einer Seniorenwohnanlage im März 2002 unterzeichnet.

Zu meinen Aufgaben gehörte der konzeptionelle und organisatorische Aufbau der Pflegestation. Ich erstellte den Finanzierungsplan und errechnete anhand dessen die Pflegesätze. Ich war zuständig für das Einholen von Angeboten für Einrichtung, Inventar, Catering, Reinigungsservice, Mietwäschesystem, Telekommunikation, Dokumentation, Schließanlage, Pflegevorhaltartikel und vieles Andere. Der Zeitplan war vorgegeben, da die Umbaumaßnamen durch die Süddeutsche Vermietungsgesellschaft gleichzeitig zur Einstellung begannen und zum 01.01.2003 abgeschlossen sein sollten. Zu meinen Aufgaben zählte ferner das Vorbereiten der Unterlagen für Heimaufsicht und Pflegekasse, das Vorbereiten von Verträgen für externe Firmen, Apotheke, zuständigen Arzt. Wichtig war die Gestaltung des Heim- und Kurzzeitpflegevertrages. Auch der Entwurf eines

Internetauftritts, die Gestaltung einer Werbebroschüre und das Schalten von Anzeigen gehörten zum Aufgabenspektrum. Als Pflegedienstleiter bereitete ich das Pflegekonzept, das Leitbild für die Pflegestation, Pflegestandards und das Mitarbeiterhandbuch vor, was später mit den Mitarbeitern gemeinsam fort- und weiterentwickelt werden musste. Das Ausschreiben der geplanten Stellen, die Auswahl aus über 200 Bewerbungen und das Führen der Bewerbungsgespräche mit den passenden Fach- und Hilfskräften zusammen mit dem Vorstand und der Mitarbeitervertretung war ebenfalls Bestandteil der gestellten Aufgaben. Interessant war für mich auch die Planung und Ausführung einer Schulungswoche zur Heranführung an die speziellen Aufgaben der Pflege in einer diakonischen Einrichtung für die neu eingestellten Mitarbeiter.

1.5. Vorgehensweise in diesem Buch

Das Buch besteht aus fünf Teilen: Einleitung, Pflegeheim Grundlagen, die Gewissenskonflikte, wissenschaftlicher Kontext und Schluss.

Der nächst folgende Teil beschäftigt sich mit den Grundlagen der Pflegeheimgründung. Hier werden Begriffe definiert und die Rahmenbedingungen für eine Gründung abgehandelt. Im dritten Teil widme ich mich dem eigentlichen Problem. Das Gewissensproblem wird anhand ausgewählter Literatur theoretisch reflektiert. Seine Funktionsweise anhand der Geschehnisse konkretisiert und hinterfragt. Ich versuche dabei Denkansätze aus dem Bereich moderner Wirtschaft und Management sowie aus Philosophie und Theologie einzubringen. Der vierte Teil setzt sich mit dem Gewissensbegriff unabhängig von der Pflegeheimgründung wissenschaftlich auseinander. Der letzte Teil beinhaltet einen Ausblick und den Ertrag dieser Arbeit für mich.

2. Altenpflegeheim Grundlagen

2.1. Definition Pflegeeinrichtung

Eine Pflegeeinrichtung ist eine Einrichtung, die Pflege nach dem Pflegeversicherungsgesetz erbringt. Dies kann ambulant wie stationär erfolgen, was allerdings unterschiedliche Vorraussetzungen mit sich bringt und unterschiedlich behandelt wird. Für die Möglichkeit der Einrichtung gilt der Grundsatz, dass private und freie Wohlfahrt vor der staatlichen /

kommunalen und ambulanten vor stationärer Pflege zu berücksichtigen sind. [3]

Unter bestimmten Vorraussetzungen zählt der Beruf der Krankenschwester und des Krankenpflegers zu den freien Berufen, die mit der staatlichen Zulassung frei der Pflege nachgehen dürfen: „Krankenpfleger, [betreiben] aber [ein] Gewerbe, wenn keine gesetzlich begründete Erlaubnis erforderlich ist und das Gesundheitsamt die Tätigkeit nicht überwacht (z.B. häuslicher Pflegedienst)."[4]

---

[3] vgl. PflegeVG SGB XI §72 (3) Versorgungsverträge dürfen nur mit Pflegeeinrichtungen abgeschlossen werden, die 1. den Anforderungen des § 71 genügen, 2. die Gewähr für eine leistungsfähige und wirtschaftliche pflegerische Versorgung bieten, 3. sich verpflichten, nach Maßgabe der Vereinbarungen nach § 80 einrichtungsintern ein Qualitätsmanagement einzuführen und weiterzuentwickeln; ein Anspruch auf Abschluß eines Versorgungsvertrages besteht, soweit und solange die Pflegeeinrichtungen diese Voraussetzungen erfüllt. Bei notwendiger Auswahl zwischen mehreren geeigneten Pflegeeinrichtungen **sollen die Versorgungsverträge vorrangig mit freigemeinnützigen und privaten Trägern abgeschlossen werden.** Bei ambulanten Pflegediensten ist der örtliche **Einzugsbereich** in den Versorgungsverträgen so festzulegen, daß lange Wege möglichst vermieden werden.
SGB XI § 71 (3) **Vorrang der häuslichen Pflege**. Die Pflegeversicherung soll mit ihren Leistungen vorrangig die häusliche Pflege und die Pflegebereitschaft der Angehörigen und Nachbarn unterstützen, damit die Pflegebedürftigen möglichst lange in ihrer häuslichen Umgebung bleiben können. Leistungen der teilstationären Pflege und der Kurzzeitpflege gehen den Leistungen der vollstationären Pflege vor.
[4] IHK. http://www.frankfurt-main.ihk.de/starthilfe_foerderung/existenzgruendung/rechtsfragen/gewer becht /freie/berufe/index.html vom 04.03.2004

Steuerrechtlich würde Krankenpflege nach §18 Einkommenssteuergesetz zu den ähnlichen Berufen im Bereich freie Heilberufe zählen und unterliegt damit der Einzelfallprüfung. Auch benötigt man die Zulassung der Kranken- und Pflegekassen, wenn man mit diesen und nicht nur privat abrechnen möchte. Die Formalien für eine Zulassung regeln Bundes- und Landesrecht, sowie Vereinbarungen der Kassen, was die freie Ausübung des Berufes nur in Einzelfällen ermöglicht. Man kann also sagen, dass professionelle Pflege so gut wie ausschließlich durch Pflegeeinrichtungen erbracht wird. Privat wird aber auch viel Hilfspflege, meist Fachpersonal aus dem osteuropäischen Ausland, zur Ergänzung auch illegal oder geringfügig beschäftigt, eingestellt. Dieses Thema wird in der vorliegenden Arbeit aber nicht behandelt.

2.2. Anforderungen an Pflegedienste

Ein Pflegedienst muss je nach Landespflegegesetz mehrere Fachkräfte und darf bis unter 50% Hilfskräfte beschäftigen.[5] Geleitet wird der Pflegedienst von

---

[5] HeimPersV §5 Beschäftigte für betreuende Tätigkeiten. (1) Betreuende Tätigkeiten dürfen nur durch Fachkräfte oder unter angemessener Beteiligung

einer Pflegefachkraft mit einer Weiterbildung für Leitungskräfte ambulanter und oder stationärer Einrichtungen. Außerdem sind mindestens 2 Jahre Berufstätigkeit in Vollzeit innerhalb der letzten 5 Jahre Vorraussetzung [Anm.d.Verf. daher sind solche Positionen für Akademiker aus den Pflegestudiengängen ohne Berufserfahrung im Moment noch schwierig zu erreichen, so wurde auch ich pro forma zum „Assistenten" der Heim- und Pflegedienstleitung]. Stationäre Einrichtungen benötigen desweiteren noch eine Heimleitung, ebenfalls mit einer 2-jährigen Berufserfahrung in einem Pflegeheim, einem Berufsabschluss in einem relevanten Beruf und einem Kurs für Heimleitung. Je nach Größe der stationären Einrichtung gibt es noch Stationsleitungen und Wohnbereichsleitungen, in kleinen Einrichtungen wie auch in der hier beschriebenen Diakonie - Pflegestation wird Vieles in Personalunion geleistet. Die zur Zeit neu entstehenden stationären Einrichtungen haben eine

---

von Fachkräften wahrgenommen werden. Hierbei muß mindestens einer, bei mehr als 20 nicht pflegebedürftigen Bewohnern oder mehr als vier pflegebedürftigen Bewohnern mindestens jeder zweite weitere Beschäftigte eine Fachkraft sein. In Heimen mit pflegebedürftigen Bewohnern muß auch bei Nachtwachen mindestens eine Fachkraft ständig anwesend sein.

Bettenkapazität von 30 bis 80 Plätzen. Idealerweise sind diese Einrichtungen an eine Einrichtung des betreuten Wohnens angegliedert. Meines Erachtens darf davon ausgegangen werden, dass die Einführung der DRG's[6] auch eine häufige Angliederung von Pflegeeinrichtrungen direkt an Krankenhäuser, die eben nicht ausschließlich der Altenpflege, sondern der Nachversorgung nach Krankenhausaufenthalt und Operationen dienen, bewirken wird.

2.3. Die Pflegekraft

Pflegefachkräfte sind laut Definition Krankenschwestern, Krankenpfleger, Kinderkrankenschwestern, Kinderkrankenpfleger, Altenpflegerinnen und Altenpfleger.[7]

---

[6] Diagnosis Related Groups oder auch Diagnosenbezogene Fallgruppen. Die Verbände der Krankenkassen und der Krankenhäuser haben sich auf ein neues Finanzierungssystem für die deutschen Krankenhäuser verständigt. Nach australischem Vorbild wird der Behandlungsfall ab 2004 für alle Krankenhäuser verpflichtend nach der Fallschwere vergütet werden. (vgl. www.drgonline.de/profil/hintergrund/hintergrund.html vom 04.03.2004)

[7] HeimPersV §6 Fachkräfte. Fachkräfte im Sinne dieser Verordnung müssen eine Berufsausbildung abgeschlossen haben, die Kenntnisse und Fähigkeiten zur selbständigen und eigenverantwortlichen Wahrnehmung der von ihnen

Hilfskräfte müssen in einigen Bundesländern einen Kurs belegt haben oder eine einjährige Ausbildung nachweisen, in anderen Bundesländern können Hilfskräfte auch durch ungelerntes Personal gestellt werden. Der Hauswirtschaftsbereich, Reinigungsbereich und Wäscheversorgung werden inzwischen meist ausgegliedert, daher sind in diesen Bereichen dann auch keine hauseigenen Angestellten zu finden. Auch die Verwaltung der Mitarbeiter und Rechnungslegung wird oft nicht mehr intern erledigt, sondern über eine Abteilung, die direkt beim Träger angegliedert ist, erledigt.

2.4. Pflegeleistungen

Man unterscheidet Grund- und Behandlungspflege. Behandlungspflege sind im Prinzip Aufgaben, die durch den Arzt an die Pflegefachkraft delegiert werden müssen. Hierunter fallen zum Beispiel Verbände, Spritzen, Blutdruck-, Fiebermessen, Blutzuckerkontrolle, etc. Behandlungspflege wird im

---

ausgeübten Funktion und Tätigkeit vermittelt. Altenpflegehelferinnen und Altenpflegehelfer, Krankenpflegerhelferinnen und Krankenpflegehelfer sowie vergleichbare Hilfskräfte sind keine Fachkräfte im Sinne der Verordnung.

ambulanten Bereich von den Krankenkassen bezahlt. Bei stationären Einrichtungen ist die Behandlungspflege zurzeit noch mit dem Tagessatz der Pflegekassen abgegolten. Zur Grundpflege gehören alle im Leistungskatalog der Pflegekassen erfassten Leistungen. Hierunter fallen Pflegetätigkeiten wie Waschen, Kämmen, Zahnpflege, Prophylaxen, Essen verabreichen, etc. Zur Pflege gehört aber auch die Krankenbeobachtung und Dokumentation. Leider werden andere zusätzliche Pflegetätigkeiten, also Pflegetätigkeiten außerhalb der Behandlungspflege und der Grundpflege nicht abgegolten, sondern müssen privat geleistet oder finanziert werden.

2.4.1. Grundpflege

Die Grundpflege wird durch die Pflegekassen abgegolten und umfasst die Pflegeberatung und Pflegeplanung durch eine Pflegekraft sowie die Pflege nach individuellem Pflegebedarf und Pflegestufe. Der Bedarf ist abschließend durch das Pflegeversicherungsgesetz SGB XI definiert und beinhaltet die Hilfe beim Aufstehen und Zubettgehen, Hilfe beim An- und Auskleiden, die Hilfe bei der

Körperpflege, Badehilfen, Hilfe bei der Nahrungsaufnahme, der Ausscheidung, der Fortbewegung, der Benutzung von Hilfsmitteln, beim Betten und der Lagerung, beim Bettwäschewechsel und der Beschaffung von Medikamenten.[8] Weitere Hilfen fallen nicht in den gesetzlich definierten Bereich Grundpflege.

2.4.2. Behandlungspflege

Im ambulanten Bereich wird die Behandlungspflege durch die Krankenkassen bezahlt. Im stationären Bereich wird die Behandlungspflege mit dem Pflegesatz der Pflegekassen abgegolten. Zur medizinischen Behandlungspflege zählt der Verbandswechsel, die Anus-Praeter-Versorgung, die Dekubitus-Versorgung, die Bronchialtoilette, die Pflege der Trachealkanüle, subkutane Injektionen, Katheterpflege, die Medikamenten-überwachung und

---

[8] PflegeVG §14 Begriff der Pflegebedürftigkeit (4) Gewöhnliche und regelmäßig wiederkehrende Verrichtungen im Sinne des Absatzes 1 sind: 1. im Bereich der Körperpflege das Waschen, Duschen, Baden, die Zahnpflege, das Kämmen, Rasieren, die Darm- oder Blasenentleerung, 2. im Bereich der Ernährung das mundgerechte Zubereiten oder die Aufnahme der Nahrung, 3. im Bereich der Mobilität das selbständige Aufstehen und Zu-Bett-Gehen, An- und Auskleiden, Gehen, Stehen, Treppensteigen oder das Verlassen und Wiederaufsuchen der Wohnung, 4. im Bereich der hauswirtschaftlichen Versorgung das Einkaufen, Kochen, Reinigen der Wohnung, Spülen, Wechseln und Waschen der Wäsche und Kleidung oder das Beheizen.

-verabreichung, Einreibungen und Wickel, Einläufe und Darmentleerungen, Sondenernährung, spezielle Krankenbeobachtung sowie Bewegungs- und Gehübungen.

2.4.3. Andere zusätzliche Pflegetätigkeiten

Alles was über Grund- und Behandlungspflege hinausgeht, wird nicht durch die Kranken- und Pflegekassen abgegolten und, da nicht notwendig, auch nicht seitens des Sozialamtes getragen. Hierzu zählen insbesondere Rollstuhlausfahrten, geistig-kreative Betreuung wie Vorlesen aus der Zeitung, Einstellen von gewünschter Musik am CD - Spieler oder Radio, einfache Unterhaltung oder individuelle Gesprächsführung mit dem Bewohner. Vieles aus der Pflege entfällt schlicht aus Kostengründen. Hier liegt die große Schwäche des Pflegegesetzes: Denn es genügt eben nicht, wenn die Pflegebedürftigen nur alle zwei Wochen mit ihrem Angehörigen eine halbe Stunde für einen Spaziergang in den Park gehen und nur einmal die Woche ein Physiotherapeut kommt.

2.5.Organisation

Der diakonische Verein wird in der Form eines eingetragenen Vereins geführt, Dachverband ist das zuständige Diakonische Werk. Die Mitglieder wählen einen Wahlausschuss, das sogenannte Kuratorium. Das Kuratorium setzt sich außer den gewählten Mitgliedern auch aus Personen qua Amt zusammen.[9] Das Kuratorium beruft einen geschäftsführenden allein vertretungsberechtigten Vorstand und seinen ebenfalls allein vertretungsberechtigten Stellvertreter.[10]

Die Diakonie - Pflegestation ist nicht eigenständig, sondern wird als eine Abteilung des Vereins geführt. Entscheidungen werden aber durch den Vorstand getroffen und Vertragsunterzeichnungen durch diesen Vorstand getätigt. Ich schlug in meiner Funktion als „Assistent" Angebote und Vernetzung der Geschäftsführung [anm.d.Verf. Der eigentlichen

---

[9] die Vereinssatzung liegt dem Autor vor: §7 Kuratorium. (1) Das Kuratorium besteht aus: a) dem Superintendenten des Kirchenkreises. b) einem Vertreter des Diakonischen Werkes […]. c) einem Vertreter der Kreisdiakonie des Kirchenkreises […]. d) bis zu sechs von der Mitgliederversammlung zu wählenden Mitgliedern.

[10] Vereinssatzung: §7 Kuratorium. (5) Das Kuratorium ist Aufsichtsorgan des Vereins über den Vorstand. Es trifft Grundsatzentscheidungen für die Arbeit […] und beschließt die Leitlinien für die Tätigkeit des Vorstandes. **Das Kuratorium hat insbesondere folgende Aufgaben: - Berufung und Abberufung des**

Heim- und Pflegedienstleitung] vor. Ich bemängelte an dieser Stelle den einseitigen Informationsfluss, sowie den eingeschränkten Entscheidungsspielraum im Besonderen aufgrund eines fehlenden Budgets.

Die Diakonie - Pflegestation selbst soll nach meinen Berechnungen aus 17 Vollzeit-Pflegekräften und einem Beschäftigungstherapeuten bestehen. Der zutiefst widersprüchliche Aspekt des gleichzeitigen wirtschaftlichen und pflegerischen Denkens in der Rolle des Heim- und Pflegedienstleiters soll hier nur angedeutet werden.

Vorstandes, -Ernennung und Entlassung des Vorstandes –Bestätigung der Geschäftsordnung des Vorstandes –Überwachung der Geschäftsführung des Vorstandes im Rahmen seiner Berichtspflicht. Hierzu kann das Kuratorium in die Bücher [...] Einsicht nehmen und interne wie externe Prüfungsaufträge erteilen. – Entlastung des Vorstandes nach Vorlage der Jahresrechnung und des dazugehörigen Prüfberichts. Das Kuratorium bestimmt die prüfende Stelle. – Beschluss über den Ausschluss von Mitgliedern. §8 Vorstand. (2) Der Vorstand führt [...] in eigener Verantwortung. Er ist Vorstand im Sinne des §26 BGB. Er vertritt [...] gerichtlich und außergerichtlich. **Jedes Mitglied des Vorstandes ist allein vertretungsberechtigt.**

Abbildung 1: Organigramm „Diakonie - Pflegestation"

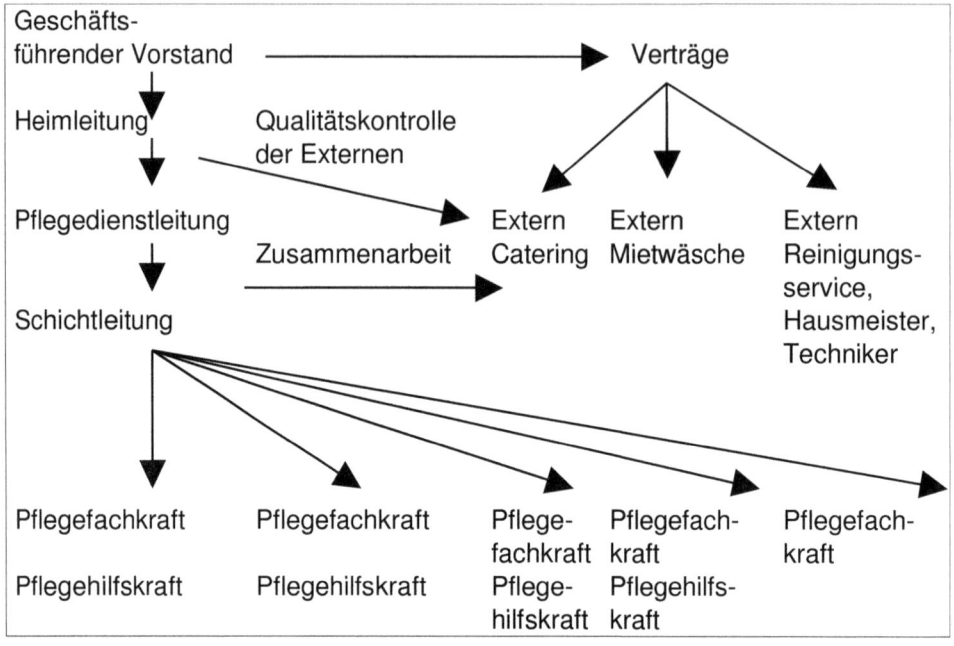

Quelle: erstellt durch den Autor 11/2002

Auch wenn ich laut Arbeitsvertrag beide Rollen in einer Person verkörperte, kann man davon sprechen, dass die Geschäftsführung auch aufgrund der finanziellen Verantwortung die eigentliche Heimleitung darstellt. Deutlich wird dies besonders durch die Kündigung der Arbeitsstelle durch mich aus pflegerischen Gewissensgründen, in denen ich trotz der schwierigen finanziellen Lage des Vereins Stellung für die Bewohner und die Angestellten meiner Abteilung einnahm. Ich kritisierte das

Management, das ich als für die Lage in der Pflegestation verantwortlich ansah.

2.6. Gesetzesgrundlagen

In diesem Kapitel sollen nicht bloße Gesetzestexte wiedergegeben werden, sondern es soll ein kurzer Einblick in die wichtigsten Anforderungen der maßgeblichen Gesetze erfolgen, um die Gründung eines Altenpflegeheimes und meine Arbeit besser verstehen zu können.

2.6.1. Das Pflegeversicherungsgesetz SGB XI

Die Pflegeversicherung ist neben der Rentenversicherung, der Sozialversicherung, der Arbeitslosenversicherung und der Krankenversicherung die fünfte Säule unseres Sozialstaates. Das Pflegeversicherungsgesetz wurde 1996 zuerst für die ambulante, später auch für die stationäre Pflege eingeführt. Der eigentliche Grund, aus dem die CDU/CSU-FDP-Koalition die Pflegeversicherung einführte, war die Überlastung der Sozialversicherung durch die Pflegekosten der immer älter und im Alter pflegebedürftiger werdenden Gesellschaft. Die Pflegeversicherung wird finanziert durch eine 1,7 %-ige Abgabe auf den Arbeitslohn für den Arbeitnehmer und den gleichen Satz für den Arbeitgeber.[11] Um in den Genuss der Versicherung zu kommen, muss durch den medizinischen Dienst der Kranken- und Pflegekassen (MDK) eine Pflegestufe des Pflegebedürftigen festgestellt werden. Es existieren drei Pflegestufen und eine Härtefallregelung, also praktisch 4 Pflegestufen.[12] Die Einstufungen erfolgen anhand eines Kataloges mit Zeitkorridoren für die jeweiligen Pflegeverrichtungen

---

[11] Pflege VG § 55 Beitragssatz, Beitragsbemessungsgrenze. 1.) Der Beitragssatz beträgt in der Zeit vom 1. Januar 1995 bis zum 30. Juni 1996 bundeseinheitlich 1 vom Hundert, in der Zeit ab 1. Juli 1996 bundeseinheitlich 1,7 vom Hundert der beitragspflichtigen Einnahmen der Mitglieder; er wird durch Gesetz festgesetzt. Für Personen, bei denen § 28 Abs. 2 Anwendung findet, beträgt der Beitragssatz die Hälfte des Beitragssatzes nach Satz 1.

[12] Pflege VG § 15 Stufen der Pflegebedürftigkeit (1) Für die Gewährung von Leistungen nach diesem Gesetz sind pflegebedürftige Personen (§ 14) einer der folgenden drei Pflegestufen zuzuordnen:
1. Pflegebedürftige der Pflegestufe I (erheblich Pflegebedürftige) sind Personen, die bei der Körperpflege, der Ernährung oder der Mobilität für wenigstens zwei Verrichtungen aus einem oder mehreren Bereichen mindestens einmal täglich der Hilfe bedürfen und zusätzlich mehrfach in der Woche Hilfen bei der hauswirtschaftlichen Versorgung benötigen.
2. Pflegebedürftige der Pflegestufe II (Schwerpflegebedürftige) sind Personen, die bei der Körperpflege, der Ernährung oder der Mobilität mindestens dreimal täglich zu verschiedenen Tageszeiten der Hilfe bedürfen und zusätzlich mehrfach in der Woche Hilfen bei der hauswirtschaftlichen Versorgung benötigen.
3. Pflegebedürftige der Pflegestufe III (Schwerstpflegebedürftige) sind Personen, die bei der Körperpflege, der Ernährung oder der Mobilität täglich rund um die Uhr, auch nachts, der Hilfe bedürfen und zusätzlich mehrfach in der Woche Hilfen bei der hauswirtschaftlichen Versorgung benötigen.

[anm.d.Verf. Bei Zweifel am Einstufungsgrad oder der Neutralität des MDK-Prüfers können unabhängige Pflegegutachter ein neutrales Gutachten erstellen]. Da die Pflegeversicherung durch den Prozentsatz nach oben hin „gedeckelt" ist, können nur soviel Finanzmittel verteilt werden, wie in der Versicherung vorhanden sind. Dies bedeutet, dass die Pflegestufe III nicht am realen Bedarf orientiert ist, sondern am Prozentsatz. Nur ein bestimmter Prozentsatz kann in diese Pflegestufe eingestuft werden, danach sind die Finanzmittel schlicht erschöpft.

Die Pflegeversicherungsthematik wird derzeit neu diskutiert, da die Kosten stark anstiegen, immer mehr Menschen immer länger pflegebedürftig werden und durch die hohe Arbeitslosigkeit weniger in die Versicherung eingezahlt wird. Die Kosten in der Pflege sind seit der Einführung der Pflegeversicherung erheblich gestiegen, die Auszahlungen der Pflegestufen sind im gleichen Zeitraum unverändert geblieben. Dies bedeutet, dass das Pflegegeld für die benötigte Pflege in fast allen Fällen nicht ausreicht. Die Pflegebedürftigen müssen demnach auch ihre Rente und Vermögen mit einbeziehen. Der heutige Stand ist ähnlich dem bei Einführung der Pflegeversicherung, der Großteil der Pflegebedürftigen wird automatisch auch zum Sozialfall da Pflegegeld, Rente und Vermögen bei längerer Pflege oft nicht ausreicht. Es hat den Anschein, dass vor einer Gesetzesreform, Politik und die Kostenträger zunächst einmal eine restriktive Handhabung versuchen. Es wird nicht mehr „so schnell" eingestuft, es wird nicht mehr alles als notwendig angesehen und durch die Pflegekassen bewilligt. Es darf vermutet werden, dass sich die stationäre Pflege der ambulanten angleichen wird und die Pflegekassen die Kosten der Behandlungspflege den Krankenkassen zuschieben, welche dies dann durch Beitragserhöhungen kompensieren werden.

2.6.2. Qualitätssicherung nach §80 SGB XI

In der Qualitätssicherung nach §80 SGB XI geht es darum, im Sinne der Bewohner eine Qualitätsvereinbarung mit den Pflegekassen und den Trägern der Sozialhilfe zu treffen. In der Qualitätsvereinbarung wird der Träger dargestellt, die Pflegeeinrichtung beschrieben und es werden konzeptionelle Grundlagen erläutert. Es wird desweiteren das Leistungsspektrum der Einrichtung beschrieben und die fortwährende Gewährleistung der Qualität begründet. Angesprochen wird in dieser Vereinbarung auch die Selbstverwaltung der Bewohner durch einen Heimbeirat und die Verpflichtung der Angestellten zu einschlägiger Fort- und Weiterbildung.

2.6.3. Heimgesetz

„Dieses Gesetz gilt für Heime. Heime im Sinne dieses Gesetzes sind Einrichtungen, die dem Zweck dienen, ältere Menschen oder pflegebedürftige oder behinderte Volljährige aufzunehmen, ihnen Wohnraum zu überlassen sowie Betreuung und Verpflegung zur Verfügung zu stellen oder vorzuhalten, und die in ihrem Bestand von Wechsel und Zahl der Bewohnerinnen und Bewohner unabhängig sind und entgeltlich betrieben werden."[13]

Das Heimgesetz bezweckt, die Würde der Bewohner von Heimen zu schützen, sowie ihre Interessen und Bedürfnisse zu befriedigen. Es soll die Selbständigkeit, die Selbstbestimmung und die

---

[13] HeimG §1, Anwendungsbereich

Selbstverantwortung der Bewohner wahren und fördern.

Die Pflichten des Trägers gegenüber den Bewohnern sind hier festgelegt. Das Gesetz regelt die Mitbestimmung und Mitwirkung der Bewohner im Heim. Den Bewohnern wird eine Betreuung und eine Qualität des Wohnens entsprechend dem allgemeinen Stand der fachlichen Erkenntnisse zugesichert. Desweiteren soll es Beratung in Heimangelegenheiten sowie die Zusammenarbeit der zuständigen Behörden mit den Trägern und deren Verbänden, den Pflegekassen, dem medizinischen Dienst der Krankenkassen und den Trägern der Sozialhilfe fördern.[14]

2.7. Leistungsangebot

2.7.1. Pflegekonzept

Das Pflegekonzept beschreibt das Bewohnerklientel, welches in die Pflegestation aufgenommen werden kann. Dies erfolgt anhand von Krankheitsbildern, Altersstruktur, Zielsetzung und Einzugsgebiet. Die personelle Ausstattung des Pflegeheims soll aus

---

[14] vgl. HeimG §2, Zweck

Pflegefachkräften, Hilfskräften, Hauswirtschaft, Sozialdienst und Verwaltung bestehen. Außerdem werden in dem Pflegekonzept die Arbeitsinhalte beschrieben: Wie sind die Pflege und der Betreuungsbereich organisiert, wie wird die Pflege dokumentiert, wie findet der Pflegeprozess und die Pflegeplanung statt und wie wird die Qualität gesichert? Die Aufgaben des sozialen und therapeutischen Dienstes werden ebenso aufgezeigt wie die Leistungen von Hauswirtschaft und Verwaltung. Im Abschluss werden die Möglichkeiten der Mitwirkung seitens der Bewohner in verschiedenen Bereichen durch den selbstorganisierten Heimbeirat dargestellt.

2.7.2. Heimvertrag

Der Heimvertrag ist mit seinen 7 Anlagen ein sehr umfangreiches Werk, welches durch die Heimaufsicht und Pflegekassen zuvor geprüft wird. Im Heimvertrag stellt sich der Träger der Einrichtung vor, werden die Leistungen der Einrichtung aufgezählt und die Möglichkeit der Nutzung von privat zu zahlenden Zusatzleistungen und Angeboten außerhalb der Pflegeversicherung erwähnt. Die Leistungen werden genau nach Unterkunft und Verpflegung, nach Pflegeleistungen und Investitionskosten aufgeschlüsselt. Im Vertrag sind auch die Kündigungsfristen und Abwesenheitsregelungen festgehalten. Fälligkeiten, Mitwirkungspflicht, Haftung und Datenschutz werden geregelt. Das Recht auf Beschwerde und Beratung der Bewohner ist formuliert. Regelungen für den Todesfall werden getroffen. Am Ende wird noch die Vertragsdauer festgelegt. In den meisten Fällen handelt es sich um einen dauerhaften Pflegevertrag, der sich nur je nach Einstufung in eine Pflegestufe des MDK hinsichtlich der Kosten ändert. Die Kosten werden genau aufgeschlüsselt nach Unterkunft und Verpflegung, Pflegeleistungen und Investitionskosten und als Anlage 1 dem Heimvertrag angefügt. Die Eigenanteile und der Anteil der Kassen werden aufgeschlüsselt. Die Pflegekassen übernehmen laut Gesetz pro Monat in Pflegestufe I € 1023,-, in Pflegestufe II € 1279,- und in Pflegestufe III € 1432,- des Heimentgelts. In Anlage 2 des Heimvertrages wird auf den Rahmenvertrag des Landes verwiesen, bevor die Leistungen der Pflegeversicherung im Detail aufgelistet sind. Anlage 3 und 4 sind

Leistungskataloge für Zusatzleistungen, die privat abgegolten werden müssen, wenn sie denn gewünscht werden. Hier geht es zum Beispiel um Rollstuhlausfahrten, höherwertige Ausstattung des Zimmers, persönliche Begleitung, geistig-kreative Betreuung, Nutzung von Fernsehen und Telefon etc. In Anlage 5 geht es um die Abwesenheitsregelung, die sich an der Pflegesatzkommission des Landes orientiert. Anlage 6 ist eine Liste der Adressen und Ansprechpartner für Beratung und Beschwerden, angefangen bei der Heimleitung, über den Heimbeirat, den Träger bis hin zu Pflegekassen und Heimaufsichtsbehörde. Die Anlage 7 beschreibt sehr detailliert die Leistungen der Pflegeeinrichtung. Hier werden die Zimmerausstattung, die Ausstattung der Gemeinschafträume, die Leistungen der Hauswirtschaft, der Küche, des Wäscheservice, der Haustechnik, der Verwaltung, der sozialen Dienste, das Kultur und Freizeitangebot, die Leistungen der Grundpflege, die Leistungen der medizinischen Behandlungspflege, vorhandene Pflegehilfsmittel und vermittelbare Leistungen beschrieben.

2.7.3. Leitbild

Das Leitbild ist kein statisches Gebilde, sondern sollte sich im Lauf der Jahre entwickeln. Die Mitarbeiter, die Bewohner und der Träger sollen gemeinsam an dieser Entwicklung arbeiten und sich auch am Leitbild orientieren. Ein Leitbild muss daher realistisch sein, die Formulierungen sollen verständlich und seine Gültigkeit sollte langfristig sein. Im Leitbild wird dargestellt, wer man ist, was der Auftrag ist, was die Grundlagen und Werte sind, welche Kompetenzen vorhanden sind, was für pflegerische und ideelle Ziele verfolgt werden, welche wirtschaftlichen Ziele gelten und mit welchen Mitteln diese zu erreichen sind. Von großer Bedeutung ist in einem Leitbild auch die Unterscheidung beziehungsweise die inhaltliche Abgrenzung zu anderen Einrichtungen.

Das Leitbild der Diakonie Pflegestation orientiert sich an christlichen Werten, wie: „Die Welt ist von Gott als seine Schöpfung den Menschen anvertraut und in Verantwortung übergeben. Der Mensch ist in all seinen Lebensphasen und Lebenslagen als Abbild und Ebenbild Gottes in seiner Einmaligkeit und Individualität geschaffen. Jesus Christus ist für uns das Urbild wahren Menschseins, Leitbild und Orientierung."[15]

Unter Pflege und Betreuung versteht die Diakonie Pflegestation: „Die Würde des Menschen steht bei allen betreuenden und pflegerischen Handlungen im Vordergrund. Die individuellen Bedürfnisse und Gewohnheiten der zu Betreuenden sind wahrzunehmen und zu respektieren. Eigenständigkeit und die Förderung der Selbständigkeit sind zu erhalten bzw. nach Möglichkeit wieder herzustellen. Die physischen, psychischen und sozialen Veränderungen sind nicht isoliert zu sehen, sondern es gilt die Ganzheit des Menschen zu erkennen, zu beachten und einzubeziehen."[16]

Das Leitbild der Pflegestation geht auf den Träger als Dienstgemeinschaft ein und erläutert den kooperativen Führungsstil, der praktiziert werden soll. Dass das Leitbild nicht statisch zu verstehen ist, ist folgender Formulierung zu entnehmen:

„Die Spannungen zwischen der Wirklichkeit in unserer Pflegestation und den in diesem Leitbild formulierten Vorstellungen und die sich verändernden

---

[15] Meyer (o.J.), S.1 f siehe Anhang Kapitel 6.1
[16] ebenda

gesellschaftlichen und ökonomischen Rahmenbedingungen zwingen uns zu ständiger Überprüfung der Aufgaben, Qualität und Wirksamkeit unseres Handelns. Unsere sozialen Dienstleistungen erbringen wir nach den Grundsätzen der Wirtschaftlichkeit bedarfs- und sachgerecht."[17]

---

[17] ebenda

3. Die Gewissenskonflikte

In diesem Kapitel werden zunächst verschiedene Denkansätze zum Gewissen vorgestellt. Danach geht es um eine christliche Motivation des Gewissens. Im dann folgenden Abschnitt ist die Praxis der Pflegeheimgründung, das vergangene Geschehen beschrieben. Die Handlungsweisen von Partnern, Mitarbeitern und Vorgesetzten können aus meiner Sicht nur subjektiv dargestellt werden. Ohne um deren Motivationen zu wissen, die durchaus „gut" sein können, ist eine solche Betrachtungsweise nicht umfassend. Man stößt an Grenzen, fühlt Autorität, zweifelt an der Richtigkeit, spürt Eigenverantwortung. So kommt es über das „richtig handeln Wollen" in einen inneren Konflikt. Ohne von Werten, Erziehung und Glauben zu sprechen, lassen die Handlungsweise und die letztendliche Entscheidung trotzdem so etwas wie ein, bis jetzt undifferenziertes, undefiniertes Gewissen erahnen.

3.1. Definition

Gleich zu Anfang seines Buches *Mut zum Gewissen* äußert sich Windisch zur Schwierigkeit, den Gewissensbegriff zu definieren: „Wohl kaum ein Begriff scheint so sehr im allgemeinen Verständnis verankert und gleichzeitig so wenig in einer eindeutigen Definition erfassbar zu sein wie der Begriff des Gewissens"[18]

Man kann sich dem Gewissens-Phänomen durch Umschreibung annähern, aber eine einheitliche Definition ist nicht möglich. Der Begriff lässt sich nicht zureichend charakterisieren und genau abgrenzen.[19]

Ich möchte mit seiner Reflexion des Gewissensbegriffs keine neue Theorie vorlegen, sondern nur nachträglich meine „innere Stimme" und meine Handlungsweise zu erklären versuchen.

3.1.1. Das Gewissen

Thomas von Aquin (1225-1274) hat eine intellektualistische Sicht des Gewissens, wobei er auf Aristoteles zurückgreift. Gewissen ist für ihn sachverständige Verantwortung. Die synteresis sieht von Aquin als Fertigkeit (habitus) und nicht als Fähigkeit (potentia).[20]

„Zwischen Gottes vollkommener und des Menschen unvollkommener Ordnung klaffe ein garstiger Graben. Da der Mensch aber zur Vollkommenheit bestimmt sei, müsse er mit einer Anlage ausgestattet

---

[18] Windisch 1987, S.15
[19] vgl. Windisch 1987, S.15
[20] vgl. Mokrosch 1979, S.23

sein, die den Graben zu überbrücken und Gottes vollkommene Ordnung auf die menschliche unvollkommene logisch zu übertragen imstande sei."[21]

Anders bei Bonaventura (1221-1274), der von Augustinus her kommt und das Gewissen voluntaristisch deutet. Das Gewissen untersteht nur dem Willen und dem menschlichen Streben. Die synteresis ist für ihn ,Leidenschaft und Stoßkraft des Willens' hin zum Guten. Bonaventura interpretiert synteresis als Fähigkeit (potentia), der Mensch ist ,willensfähig'.[22] „Wohl wirkt Gott/Christus im Sünder den Glauben, aber er handelt durch den Menschen, und das setzt eine aktive, im Verständnis Augustins, dann vor allem auch willentliche Zustimmung des Menschen voraus."[23]

Bei Kant (1724-1804) ist im Gewissen der Mensch Ankläger als intelligibles Wesen und gleichzeitig Angeklagter als sensibles Wesen. Das Gewissen redet ständig, nur hört der Mensch oft nicht zu. Ohne über die Existenz Gottes etwas auszusagen, nennt

---

[21] Mokrosch 1979, S.22f
[22] vgl. Mokrosch 1979, S.19
[23] Wriedt 1991, S.128

Kant den inneren Richter Gott. Das Gewissen ist für ihn praktische Vernunft.[24]

„Der kategorische Imperativ:' Handle so, dass die Maxime deines Wollens jederzeit zugleich als Prinzip einer allgemeinen Gesetzgebung gelten könne' ist die Formel der unbedingten Vernunft- und Gewissensautonomie"[25]

Das Gewissen kann als ein Charakteristikum des Menschsein angesehen werden: „Wir können uns jedoch zum Gegenstand eines fragenden Nachdenkens machen - das heißt, wir können zu allem, was wir tun, eine Position einnehmen, von der aus wir das, was wir tun zum Objekt unserer Betrachtung machen können: uns selber, unsere Handlungen, Gefühle, Verhaltensweisen. Der Mensch, so könnte man auch sagen, hat die Fähigkeit, zu sich selbst in Distanz zu treten, sich selbst zum Gegenstand zu machen, Subjekt und Objekt gleichzeitig zu sein."[26]

Mit Hilfe der drei Gemütsvermögen übernimmt das Phänomen des Gewissens bei Kant drei Funktionen im Gewissensgerichtshof: „Die des praktischen

---

[24] vgl. Mokrosch 1979, S.70ff
[25] Mokrosch 1979, S.68
[26] vgl. Windisch 1987, S.15

Verstandes als ethischer Gesetzgeber, der moralischen Urteilskraft als Ankläger und der praktischen Vernunft als Richter."[27]

Für Nietzsche (1844-1900) ist Gewissen der verzweifelte Versuch, der Welt und dem Leben einen bestimmten Sinn zu geben. Gewissen ist Zwang durch religiöse und kulturelle Ge- und Verbote. So schreibt Nietzsche vom Versuchergott und Rattenfänger der Gewissen. Frei wird man erst durch den nihilistischen Willen zur Macht.[28]

Bei Freud (1856-1939) ist Gewissen das Ergebnis eines erzieherisch bedingten Internalisierungsprozesses. Er siedelt das Gewissen zwischen den Spannungsfaktoren seiner Psychoanalyse zwischen dem Eros und Todestrieb, zwischen Lust- und Realitätsprinzip und zwischen Ich, Es und Überich an.[29]

„Das Ich als Realitätsprinzip reguliere und kontrolliere das Luststreben des Es mit Hilfe der in der Kleinkindzeit angelegten Regulier- und Kontrollinstanz ‚Gewissen'. Nur so durch

---

[27] Wang 1993, S.54f
[28] vgl. Biser 1983, S.116
[29] vgl. Mokrosch 1979, S.90f

Triebverzicht mittels Gewissenregulierung sei Kultur überhaupt erst möglich."[30]

Für Freud ist ein ‚schlechtes Gewissen' demnach ‚die Angst vor Liebesentzug' und ein ‚gutes Gewissen' ist die ‚geglückte Identifizierung mit dem Liebesobjekt'. [31]

Dem Gewissen kann der Rang eines Katalysators theologischer wie psychoanalytischer Anthropologie zugeschrieben werden. „In ihm kristallisieren die methodischen wie inhaltlichen Prämissen und Strukturen eines Verständnisses von den fundamentalen Qualifizierungen menschlichen Seins und Handelns."[32]

Ein humanistischer Versuch der Definition: „Im Gewissen verfügt der Mensch über eine den Schmerzrezeptoren vergleichbare Kontrollinstanz, die Abweichungen vom sinn-vollen Lebensweg registriert und moniert."[33]

3.1.2. Das christlich motivierte Gewissen

Ein Auszug aus einem Internetforum führt auf die Frage nach der Christlichkeit des Gewissens. Anton: „Ich hatte vor ca. einem Jahr eine Art nennen wir es

---

[30] Mokrosch 1979, S.92
[31] vgl. Mokrosch 1979, S.92
[32] Schillak 1986, S.5
[33] Windisch 1987, S.53

,EINGEBUNG' oder in der Art. Dadurch weiß ich, wir brauchen keine ,von wem auch immer geschriebene Bibel' WIR kommen mit dem ungeschriebenen Wort auf die Welt und zwar mit dem GEWISSEN! Wir sind nur teilweise verkümmert im Umgang mit diesem, aber es ist immer da! Deswegen ,meine' Botschaft: Hört auf Euer Gewissen und nicht auf irdische Institutionen!"[34]

Darauf entgegnet Hendrik: „Ge-wissen hat etwas mit Wissen zu tun! Und nicht mit Geh-Wissen! Das Wissen aber erhalten wir (das hat etwas mit Kultur zu tun!) aus dem Wissen unserer Vorfahren, und die Glaubensgeschichte lernen wir in und aus der Bibel! Auch der ,Menschenfresser' hat ein Gewissen; das schlägt, wenn er den Braten hat vorüber gehen lassen, also nicht gemordet hat!"[35]

Wir wissen bei Hendrik und Anton weder das Alter noch, ob es sich um ihre richtigen Namen handelt. Anton ist anscheinend nicht christlich motiviert und trotzdem spürt er so etwas wie ein Gewissen. Das Gewissen ist also beim Menschen einfach da. Bei Hendrik sieht das anders aus, er meint das Gewissen

---

[34] Ev-net 2003.
[35] Ev-net 2003.

bildet sich durch Wissen, Erfahrung und eben auch durch die Bibel.

Nach Windisch wird der katholischen Kirche immer wieder vorgeworfen, sie verlange von den Gläubigen einen blinden Gehorsam und löse die Kompetenz des Gewissens in der ausschließlichen Orientierung an Normen und Gesetzen auf.[36]

Windisch schreibt weiter, dass die offizielle kirchliche Lehre wie folgt lautet: „Dem Gewissen muss der Mensch, auch gegen alle Autoritäten der Welt, immer folgen, wenn es klar und sicher in seinem Urteil ist, selbst wenn dieses Urteil unüberwindlich irren sollte."[37]

Ratzinger schreibt: „Der wahre Sinn der Lehrgewalt des Papstes besteht darin, dass er Anwalt des christlichen Gedächtnisses ist".[38] Dies würde bedeuten, dass teilweise auch von außen auf das Gewissen eingewirkt werden muss. Aber dazu müsste erst einmal die Funktion des Papstes näher diskutiert werden, was ich hier nicht tun möchte.

Bei Windisch erkennt die Kirche auch die Würde des menschlichen Gewissens an. Beim Gewissen geht es

---

[36] vgl. Windisch 1987, S.21
[37] Windisch 1987, S.21
[38] Ratzinger 1999, S.55

um das Verhältnis des Menschen zu sich selbst, zu seinem Nächsten und zu Gott. Das Gewissen ist biblisch gesehen das sozial - individuale Herz des Menschen.[39]

Von Anbeginn des Daseins wird der Mensch durch das Gewissen angerufen. Alle Beziehungen, in denen der Mensch lebt, sind nicht nur Fakten, sondern der freiheitlichen Verantwortung, dem Gewissen unterworfen. Windisch schreibt daher, dass unsere Freiheit in allen Begegnungen die Stimme hört, welche sagt, dass Gutes zu tun ist und das Böse zu unterlassen.[40]

Die Freiheit, diese innere, leider nicht unfehlbare Stimme, verdankt sich der Gnade Gottes. „Im Glauben an Jesus Christus erkennen wir somit, dass die grundsätzliche Bewegung unserer Freiheit von Gott her und auf ihn zu geht und dass sich erst im Sog und im Schub dieser Bewegung die innerweltlichen Bewegungen der Freiheit zur Liebe ordnen lassen."[41]

---

[39] vgl. Windisch 1987, S.21f
[40] vgl. Windisch 1987, S.29
[41] Windisch 1987, S.36

„Es ist davon auszugehen, dass die evangelische Theologie des 20. Jahrhunderts keine einheitliche Auffassung vom Gewissen ausgebildet hat."[42]

Schillak schreibt unter Bezugnahme auf Bonhoeffer, dass während im natürlichen Menschen der Gewissensruf einen Versuch des Ichs darstellt, sich zu rechtfertigen und Autonomie zu beweisen, beim gläubigen Menschen an die Stelle der Autonomie, jenseits des eigenen Ichs der Ruf Jesu Christi tritt. Das Gewissen bleibt formal zwar noch ein Ruf aus dem eigentlichen Sein zur Einheit mit sich selbst, nun aber in Gemeinschaft mit Jesus Christus. Christus wird zum Gewissen. [43]

Für Luther ist das Gewissen die Ortsbestimmung des ganzen Menschen in seiner Verantwortlichkeit coram deo. Der Mensch ist Gewissen, er transzendiert dadurch seinen Daseinsgrund. Die Frage nach dem Gewissen zielt auf das menschliche Selbstverständnis.[44]

"Das Gewissen ist ein Tun in Freiheit. Christliches Handeln und Verhalten richtet sich am Liebesgebot Jesu aus, weshalb von ChristInnen eine solidarische

---

[42] Schillak 1986, S.41
[43] vgl. Schillak 1986, S.48
[44] vgl. Schillak 1986, S.83f

Lebensform erwartet wird. Es macht aber keinen Sinn, sich einem Leistungsdruck zur Solidarität zu unterwerfen, der zur persönlichen Überforderung führt."[45]

Es bedarf also immer wieder der Selbstvergewisserung an den Quellen des Glaubens, die dem eigenen Leben Sinn und Kraft zum solidarischen Handeln geben, um gewissenhaft christlich handeln zu können.[46]

Das christliche Gewissen orientiert sich am höchsten Gebot, dem Doppelgebot der Liebe: „Du sollst den Herrn, Deinen Gott, lieben von ganzem Herzen, von ganzer Seele und von ganzem Gemüt."[47] und „Du sollst Deinen Nächsten lieben, wie Dich selbst."[48] (zus. MT.22)

Nach Luther bezeichnet das Wort „Gemüt" nicht nur das Gefühl, sondern umfasst auch Verstand, Vernunft, Gesinnung, Willen, Verlangen und Streben.[49]

---

[45] Leher 2000, S.162
[46] vgl. Leher 2000, S.162
[47] Dtn 6,5
[48] Lev 19,18
[49] vgl. Sach- Worterklärungen aus: Die Bibel (nach der Übersetzung Martin Luthers)

„Das christliche Gewissen folgt in seinem Handeln und Verhalten den christlichen Glaubensüberzeugungen, Werten und Normen."[50]

3.2. Extern

Meine Berührungspunkte mit externen Firmen, Vertretern, Verhandlungspartnern und Behörden bergen immer wieder Konflikte. Die Darstellung nach außen und der Umgang mit Externen muss wirtschaftlichen Kriterien genügen, darf aber nie das Leitbild, den diakonischen Ansatz und das Christsein vergessen oder gar verleugnen.

3.2.1. Behörden

Im Folgenden stellt sich das Bauordnungsamt als die wichtigste, bzw. hinderlichste Behörde bei dieser Heimgründung heraus. Irrtümlicherweise bin ich davon ausgegangen, dass ein Mietobjekt bautechnisch abgenommen ist, bevor es zu Mietzahlungen kommt. Leider war der Mietvertrag allerdings so geregelt, dass Zahlungen unabhängig einer Abnahme durch das Bauordnungsamt erfolgen müssen. So hat z.B. die Bauaufsicht eine

---

[50] vgl. Leher 2000, S.162

Bettenbreite von 90cm als Bauauflage definiert. Die Heimaufsicht wollte allerdings als Mindestmaß nur die Matratzenbreite 90cm gestatten, was dem Standard entspricht und eine Gesamtbreite von etwa 100cm darstellt.

Leider konnte dieser Widerspruch bis zur Eröffnung nicht ausgeräumt werden. Durch eine Annäherung von Heimaufsicht und Bauordnungsamt kam es erst zu einer Teilfreigabe, später zur kompletten Freigabe der Diakonie - Pflegestation.

Bei der Verhandlung der Pflegesätze mit den Pflegekassen und Trägern der Sozialhilfe stellten sich mir erstmalig Gewissensfragen. Die Berechnung der Pflegesätze ist ein kompliziertes Verfahren, bei dem alle möglichen anfallenden Kosten, Investitionen, Abschreibungen, aber auch Angebot und Nachfrage zu berücksichtigen sind. Im Sinne des Benchmarking werden andere Heime der Region in Leistung und Preisen verglichen. Da die komplette Berechnung prospektiv stattfindet, handelt es sich hier auch um die Entscheidung „wie gut und teuer möchte man sein". Ich ging bei meinen Berechnungen von sehr guten Leistungen und sehr gutem Standort mit etwas über dem Durchschnitt liegenden Preisen aus. Von Seiten der Geschäftsführung wurde dies drei Tage vor Eröffnung ohne Aussprache in der Absicht geändert höhere Gewinne zu erzielen, sprich weniger Leistung und einer Preisorientierung am obersten Segment.

3.2.2. Anbieter und Vertreter

Vertreter und Anbieter versuchen, auf die unterschiedlichsten Weisen ihre Waren und Dienstleistungen zu verkaufen. Teilweise werden Firmenbesichtigungen über mehrere Tage mit Vollpension angeboten. Natürlich sind solche „Köder" vom Bestellwert abhängig. Oft wird einfach auch nur die Konkurrenz schlecht geredet. Entschieden wird allerdings erfahrungsgemäß häufig nach Preis und Sympathie. Um Sympathie bei der Entscheidungsfindung für oder gegen ein Produkt oder eine Dienstleistung auszuschließen, werden heutzutage die meisten Produkte ausgeschrieben. Dann wird nur noch aufgrund des Preises entschieden. Für mich waren die Angebote im Vergleich zu den tatsächlichen Kosten hoch interessant. Da die Kosten nur 30% über dem Angebot liegen dürfen, unterbreiteten die meisten

Anbieter schlicht ein unvollständiges Angebot, bei dem wichtige Dinge fehlten. Zum Beispiel ließ ein Einrichter die komplette Beleuchtung bei seinem Angebot weg. Nach Erhalt des Zuschlags kann er dann erheblich teurer werden, besonders wenn für die Beleuchtung nicht nachträglich mehrere Angebote eingeholt werden.

3.2.3. Verhandlungspartner

Verhandlungspartner sind Geschäftspartner, mit denen man Verträge abschließt. Im Fall der Diakonie - Pflegestation war dies zum ersten die Süddeutsche Vermietungsgesellschaft, der schon seit März 2002 ein Mietvertrag bestand, der mit Fertigstellung der Umbaumaßnahmen am 07.10.2002 in Kraft trat. Desweiteren sind Partner des Altenpflegeheims die Firmen, welche für die Verpflegung der Bewohner sorgen, die Wäsche vermieten und reinigen sowie eine Reinigungsfirma. Bei ungleich starken Partnern kommen bei Verträgen immer auch Gewissensfragen ins Spiel. Kleine Partner lassen sich durch Laufzeit, Kündigungsfristen und –gründe durch Verträge stark knebeln. Die Stärke eines Verhandlungspartners zeigt sich auch darin, ob ein Vertrag ausgehandelt oder nur zur Unterschrift vorgelegt wird. Wichtig ist es für alle Seiten, gute Juristen zur Seite zu haben, sonst ist ein langfristig geplantes Vorhaben erfahrungsgemäß schon recht früh zum Scheitern verurteilt.

3.3. Intern

Im Gegensatz zur Außendarstellung der Einrichtung können Konflikte im Inneren diskutiert und Meinungen in Frage gestellt werden. Intern entstehen Berührungspunkte mit den Mitarbeitern, beziehungsweise mit Bewerbern um freie Stellen, dem Vorstand des diakonischen Vereins, dem Kuratorium, mit Angehörigen und nach Eröffnung auch mit den Bewohnern der Diakonie -Pflegestation.

3.3.1. Bewerber und Mitarbeiter in der Pflegestation

Ich habe für die Diakonie - Pflegestation 17 Vollzeitstellen in der Pflege errechnet und die Stellen über das Arbeitsamt ausgeschrieben. Bis zur Eröffnung lagen rund 200 Bewerbungen vor. Aus fachlicher Sicht erfolgte die Auswahl der Bewerber in erster Linie auf Grund von Qualifikationen und der Berufserfahrung. Aus wirtschaftlicher Sicht hängen

Einstellungen auch von den Kosten für den Arbeitnehmer ab, z.B. sollten nach Aussage des Vorstandes die Mitarbeiter möglichst jung und ohne Familie sein, da die Bezahlung an BAT angelehnt ist. Auch Zuschüsse durch das Arbeitsamt beeinflussen die Auswahl von Bewerbern. Aus christlicher Sicht müssten bei Einstellungen auch die Dauer der Arbeitslosigkeit und die vorhandenen finanziellen Verpflichtungen des Bewerbers berücksichtigt werden. Das Besserstellen von Kirchenmitgliedern gegenüber Nichtmitgliedern ist nach meiner Meinung für einen Tendenzbetrieb legitim. Allerdings kam bei der Diakonie - Pflegestation aus Mangel an kirchlichen Bewerbern dies eigentlich nicht zur Anwendung. Dafür wurde in den Bewerbungsgesprächen Loyalität und Toleranz gegenüber dem evangelischen Glauben im Falle einer Einstellung eingefordert. Bereits beim ersten Kontakt werden die Bewerber auf den christlichen Charakter der Einrichtung hingewiesen.

Die Stellen wurden als Vollzeitstellen beim Arbeitsamt ausgeschrieben. Der Vorstand machte daraus in den Bewerbungsgesprächen Teilzeitstellen mit 25 und 30 Wochenstunden. Bei der

Arbeitsmarktlage in Ostdeutschland und der Anzahl der Bewerbungen   hatte dies kaum Auswirkungen auf die Stellenbesetzung. Es würden nicht wie in westdeutschen Ballungszentren Stellen unbesetzt bleiben. Wirtschaftlich gesehen haben Teilzeitstellen den Vorteil, dass sie im Krankheitsfall eines Mitarbeiters die Einrichtung weniger belasten. Aus pflegerischer Sicht ist ein festes Stammpersonal für die Bewohner wichtig, um Kontinuität im Tagesablauf herzustellen und die Beziehung zu den Pflegekräften zu festigen. Dies wirkt positiv auf die Bewohner und auch auf die Mitarbeiter. Mit dem Widerspruch zwischen Ausschreibung und tatsächlicher Besetzung verlor der Verein schon bei der Einstellung an Glaubwürdigkeit. Leider wurde ich selbst erst während des ersten Bewerbungsgespräches durch den Vorstand von dieser Veränderung unterrichtet. Leitbild und christliches Denken sind nach meiner Meinung schon an dieser Stelle überfordert.

„Meine Vision geht über die Organisationen hinaus: dass sich diakonische Organisationen eher als Stationen in einer Bewegung verstehen, die Lebensfelder schafft, in denen Menschen unbesorgt um ihren Wert in gegenseitiger Anerkennung miteinander leben können. In denen nach Sinn zu leben wieder eine Chance bekommt gegenüber der Sorge um einen grenzenlos ausgedehnten bzw. Zug um Zug verknappten Bedarf."[51]

3.3.2. Angehörige und Bewohner

Durch die Leitung der Seniorenwohnanlage habe ich eine Warte- oder Anmeldeliste für den neu zu eröffnenden Pflegebereich bekommen. Auf dieser Liste waren circa 20 Voranmeldungen notiert. Weitere Anfragen kamen hinzu auf Grund von Werbeanzeigen, durch Mundpropaganda und Zeitungsartikel, in denen die Diakonie – Pflegestation erwähnt wurde.

Bis zur Eröffnung lagen rund 60 Voranmeldungen für 50 Pflegeplätze vor. Durch eine Teilfreigabe zum 01.01.2003 durften 13 Betten belegt werden. Unter wirtschaftlichem Aspekt sollten die Betten so schnell wie möglich mit Bewohnern in hohen Pflegestufen belegt sein. Bei der Belegung ging ich nach der Wartezeit auf der geführten Liste vor. Zu Absagen kam es auf Grund bestimmter ausgewählter

---

[51] Ihmig 1997, Kapitel 5

Wunschzimmer, die zu dem Zeitpunkt noch nicht belegt werden konnten, Unterbringung in anderen Pflegeheimen sowie dem zwischenzeitlichem Tod eines Interessenten. Meine Motivation, Bewohner unabhängig von einer Wartezeit aufzunehmen, lag im akuten Bedarf an Pflegeplätzen, welcher direkt durch die sozialen Dienste der Krankenhäuser bekundet wurde.

Einzelprobleme, wie z.B. das Mitbringen eines großen Schranks oder elektrischer Küchengeräte sollten generellen nicht individuellen Regelungen unterliegen, da dies zu Missgunst führt. Ob Äußerungen des Wehklagens seitens Angehöriger oder Bewohner stets von einer besonders schwierigen Lage zeugten oder aber auch zum wohl kalkulierten Durchsetzen von Wünschen dienten, konnte nicht abschließend geklärt werden. Hier musste ich mich in einigen Fällen auf mein Gefühl, meine Menschenkenntnis und das Wissen um bestimmte Krankheitsbilder verlassen.

3.3.3. Das Kuratorium und der Vorstand

Meine Kontakte zum Kuratorium beschränkten sich auf einzelne Mitglieder, die an Veranstaltungen oder

Dienstbesprechungen des Vereins teilnahmen. Hier kam es auch zu intensiven Gesprächen, die den Konflikt zwischen Ehrenamt und Hauptamt beinhalteten.

Mein direkter Vorgesetzter war der geschäftsführende Vorstand des diakonischen Vereins. Einmal pro Woche berichteten die Abteilungsleiter dem Vorstand in einer zweistündigen Dienstbesprechung. Diese Treffen waren auch für mich aufschlussreich, um etwas aus den anderen Abteilungen zu erfahren und den Verein als Ganzes kennen zu lernen.

Subjektiv empfand ich, dass die Mehrheit der Abteilungsleiter einem externalen Kontrollbewusstsein unterlag, d.h. Anweisungen und Außeneinflüssen wurde eher schlicht gehorcht. Die Abteilungsleiter haben den eigenen Handlungsspielraum nur geringfügig, im Wahrnehmen eigener wie fremder Interessen genutzt.[52]

Ausgangspunkt sollte natürlich auch im Hinblick auf wirtschaftliche Notwendigkeiten in einer diakonischen Einrichtung die Dienstgemeinschaft darstellen, die

---

[52] vgl. Leher 2000, S.29

Übereinstimmung des Arbeitgebers mit seinem Arbeitnehmer. Insbesondere im säkularisierten Umfeld ist dies unverzichtbar.[53]

„Das ‚Fundamentalprinzip' fordert von uns Kontrolle der Macht – dies auf den zwei möglichen Ebenen: Wir haben achtzugeben, dass nicht persönliche Machtballung entstehen, und wenn wir feststellen, dass sich Macht zum Vorteil einzelner konzentriert, müssen wir den Mut aufbringen, geschwisterliche Kritik an den betreffenden zu üben. Dabei werden wir unsere eigene Situation im Blick behalten – einem kritischen Blick, der uns jeden Ansatz zum Mächtig-übermächtig-Werden schonungslos offen legt."[54]

Leider wird mancherorts jedoch der Begriff der Dienstgemeinschaft immer noch missbraucht für eine besondere Form der Herrschaft. Unter Wettbewerbsbedingungen wird gerade ein solcher Leitungsstil zu einer Belastung, die das Überleben der Einrichtung gefährden kann. [55]

Die Kontrollfunktion über den Vorstand obliegt im Besonderen dem Kuartorium, bzw. in Mitarbeiterfragen der Mitarbeitervertretung. Das

---

[53] vgl. Bohl 1999, S.23
[54] Kohler 1995, S.101
[55] vgl. Bohl 1999, S.23

offene geschwisterliche Gespräch ist Grundbedingung einer Dienstgemeinschaft.

Ich bekam meine Weisungen telefonisch, per Email und in insgesamt vier Treffen mit dem Vorstand. Ein offenes Gespräch oder eine Diskussion fand nicht statt, dahingestellt ob aus Angst vor anderen Meinungen oder aus zeitlichen Gründen.

Zwei Tage nach meiner Bewerbung bekam ich die bisher vorliegenden Unterlagen für die Altenpflegeheimgründung. Damit konnte ich mit meiner Arbeit pünktlich zum Einstellungstermin am 07.10.2002 beginnen.

3.4. Meine Person im Kontext

Die ersten Wochen meiner Arbeit verbuche ich unter der Erfahrung, ins kalte Wasser gestoßen worden zu sein, denn der Vorstand befand sich zu der Zeit im Urlaub und war nicht erreichbar. Auch das Verhalten des stellvertretenden Vorgesetzten hat mich befremdet, da er in Abwesenheit des Vorstandes weder Weisungen geben noch Entscheidungen treffen wollte. Abgesehen davon wurde der zweite Vorstand auch nicht über Inhalte zur Heimgründung durch den Vorstand unterrichtet. Der

Eröffnungstermin 01.01.2003 konnte allein schon wegen längerer Lieferzeiten nicht eingehalten werden, da ich laut Kassenordung des Vereins keine Bestellung selbsttätig ausführen durfte. Dazu kamen das Nicht-Einhalten Können von Anmeldefristen bei der Heimaufsicht und bei der Verhandlungsaufnahme mit den Pflegekassen, die 6 Wochen, bzw. 3 Monate vor dem Eröffnungstermin hätten stattfinden müssen.

Im ersten Treffen mit dem Vorstand erging die Weisung das Pflegeheim auf alle Fälle am 01.01.2003 zu eröffnen. Zu beachten ist dabei, dass dazu weder ein Budget zur Verfügung gestellt noch meine Kompetenzen erweitert wurden. Daraufhin meldete ich weisungsgemäß - ohne Einhaltung der gesetzlich vorgeschriebenen Fristen - die Eröffnung des Pflegeheims für den 01.01.2003 an. In den Anmeldeformularen müssen die Pflege- und sonstigen Kräfte mit Name, Anschrift und Wochenarbeitszeit benannt werden. Da noch keine Bewerbungsgespräche stattgefunden hatten, wurden mögliche Kandidaten aus dem Bewerbungsmappen mit voller Anschrift eingetragen. Unterzeichnen musste der zweite Vorstand, da der eigentliche Vorstand zur Kur und nicht erreichbar war.

Einstellungen und Bestellungen von Inventar wollte der zweite Vorstand in Abwesenheit des Ersten nicht tätigen. In den Formularen müssen auch die Investitionen und das vorhandene Kapital und Vermögen offengelegt werden. Dazu konnte ich weder die Verwaltung, der stellvertretende Vorstand noch die zuständige Bank Auskunft geben. Also wurde die Anmeldung ohne diese Angaben getätigt.

In den ersten Wochen besuchte ich verschiedene Pflegeheime der Umgebung und ließ mir Tipps und Anregungen der verantwortlichen Leitungen für „meine" Gründung der Diakonie Pflegestation geben. Hier lernte ich, auf was man bei der Einrichtung achten muss, welche Pflegevorhaltartikel wichtig sind und wie man die Pflegesätze für die Verhandlungen mit den Pflegekassen berechnet. Ich besuchte in dieser Zeit auch die zuständige Mitarbeiterin des Altenpflegereferats beim Diakonischen Werk, die hier erstmalig von einer Heimgründung durch den Verein erfuhr. Eine Finanzierung über Fördermittel des Diakonischen Werkes fand also nicht statt, da keinerlei Förderungen zuvor beantragt worden waren.

Unter Punkt 3.1.1. Bewerber habe ich schon die erschütterte Glaubwürdigkeit des Arbeitgebers durch die Herabsetzung der Wochenstundenarbeitszeit in den Bewerbungsgesprächen kritisch beleuchtet. Um Ausfallzeiten der Mitarbeiter weiter einzuschränken, wurden durch den Vorstand die Familienverhältnisse dahingehend abgefragt, wie etwa die Wochenendversorgung von vorhandenen Kindern gewährleistet ist. Auch hier sehe ich tendenziell Bewerbungsfragen, die im Grenzbereich liegen und eigentlich ein Einschreiten der Mitarbeitervertretung verlangt hätten. Das Fragen nach der Kirchenzugehörigkeit ist bei Tendenzbetrieben legitim, wird von gewerkschaftlicher Seite allerdings immer wieder kritisiert.

Die eingestellten Mitarbeiter wurden vor der Eröffnung der Diakonie - Pflegestation zum Abbau von Überstunden des ambulanten Dienstes eingesetzt. Der ambulante Dienst des diakonischen Vereins betreut Klienten zu Hause und versorgt die Bewohner der Seniorenwohnanlage, im gleichen Gebäude in dem sich die Diakonie – Pflegestation befindet, ambulant. Hier konnten die zukünftigen Mitarbeiter der Pflegestation das Haus und auch vorangemeldete Bewohner kennen lernen. Um das Mitarbeiterteam aufeinander einzuspielen und zu festigen, sowie die Möglichkeit zu geben die Tagesstruktur und den Ablauf, sowie die Räumlichkeiten der Diakonie – Pflegestation kennen zu lernen, hatte ich eine Schulungswoche vor der Eröffnung für die Mitarbeiter eingeplant. Die Planung wurde dem Vorstand zur Prüfung vorgelegt. Darauf sagte mir der Vorstand, dass die Mitarbeiterkosten für eine Schulungswoche zu teuer sind. Nun teilte ich dem Vorstand mit, dass die Mitarbeiter keine Einarbeitungszeit gehabt hätten und daher für den reibungslosen Start der Pflegestation eine Einweisungswoche unabdingbar sei. Sollte etwas in der Planung unerheblich sein, so könne der Vorstand dies streichen und so die Schulungswoche kürzen. Glücklicherweise kam keine Reaktion durch den Vorstand, so dass die Schulungswoche wie im Folgenden dargestellt durchgeführt werden konnte. Unterrichtet und vorgestellt wurde das Verfahren im Brandfall, also das Vorgehen bei einer möglichen Evakuierung der Bewohner, das Leitbild und das Organigramm der Pflegestation, Stellenbeschreibungen und Einarbeitung neuer

Mitarbeiter, Heimvertrag, Pflegekonzept, Tagesablauf, Dienstübergabe, Pflegevisite sowie die vorliegenden Formulare. Ich erläuterte die Qualitätsvereinbarung, ging auf das Thema Demenz, Inkontinenz, Sterben und Tod ein. Das Helfer- und Burn Out - Syndrom wurde besprochen und über Professionalität und Identität in der Diakonie nachgedacht. Gemeinsam mit den Mitarbeitern wurden die Pflegestandards entwickelt und das Dokumentationssystem durchgearbeitet. Von den Externen stellten sich der Caterer, die Reinigungsfirma, die Wäschemietfirma, das Sanitätshaus, die Apotheke und der Vermieter vor. Außerdem erhielten die Mitarbeiter eine Einweisung in die Fahrstuhltechnik vom TÜV, um im Bedarfsfall eingeschlossene, beziehungsweise steckengebliebene Bewohner und Angehörige zu befreien.

Die Angebote und zu tätigenden Bestellungen wurden durch mich vorbereitet. Sie lagen dem Vorstand schon im November zur Unterschrift vor. Über die Auftragsvergabe wurde ich erst durch Lieferung oder durch Nachfrage bei den Firmen, die Angebote abgegeben hatten in Kenntnis gesetzt. Da es Unstimmigkeiten mit den Lieferungen gab, wurden zur Prüfung Kopien der Bestellungen von den Lieferanten durch mich angefordert. Hier stellte sich heraus, dass die Bestellungen durch den alleinvertretungsberechtigten Vorstand ohne Rücksprache abgeändert worden waren, so dass Lieferfristen, Termine und Mengen durch mich nur sehr schwer geprüft werden konnten. Dadurch kam es wieder zur Verschiebung des Eröffnungstermins. Am 01.03.03 sollte die Pflegestation eröffnet werden. Betten, Nachtschränke, Kleiderschränke wurden Ende Februar geliefert und ein einfacher ISDN Telefonanschluß wurde am 01.03.2003 vorübergehend gelegt. Meine Frage nach weiterem Personal und erforderlichen Pflegevorhaltartikeln wurde durch den Vorstand mit dem Hinweis abgetan, dass erst Geld verdient werden muss bevor es ausgegeben werden kann. Per Dienstanweisung wurde ich durch den Vorstand verpflichtet, die ersten Bewohner zum 01.03.2003 aufzunehmen. Die Bauaufsicht hätte 13 Betten des Erdgeschosses freigegeben, so der Vorstand. Die aktuell ausgehandelten Pflegesätze bekam ich per E-mail vom Vorstand zugesandt. Da diese sich sehr von seinen eigenen Berechnungen unterschieden, nahm ich zur Bestätigung telefonischen Kontakt mit dem Controller des Vereins auf. Die Werte gingen entgegen einer vorherigen Berechnung von einer fast ausschließlichen Belegung mit Bewohnern der Pflegestufe I aus, weshalb die Pflegesätze um 15% höher ausgefallen waren. Leider war der Vorstand zum Eröffnungstermin und danach weitere zwei Wochen im Urlaub, so dass in dieser Zeit keine Absprachen getroffen werden konnten.

Die Diakonie - Pflegestation des diakonischen Vereins wurde am 01.03.2003 durch mich eröffnet. Entgegen der gültigen Kassenordnung bestellte ich Pflegevorhaltartikel und lieh mir für die Pflege notwendiges Material bei befreundeten Unternehmen und dem Verein Mensch e.V. aus, dessen Vorsitzender ich bin. Die ersten Bewohner wurden am 02.03.2003 aufgenommen. Da schon rein rechnerisch keine Rund-um-die-Uhr-Versorgung der Bewohner stattfinden konnte, war ich als examinierter Krankenpfleger über mehrere Schichten hinweg, entgegen einschlägigen arbeitsrechtlichen Bestimmungen, im Einsatz und rund um die Uhr für das Personal erreichbar. Mir kamen innere Zweifel.

Handelte ich doch nicht nur in der Rolle eines rein ausführenden Gehilfen, sondern trage für meine Handlungsweisen auch rechtlich die Verantwortung. Hätte ich die Dienstanweisung wegen nicht ausreichender Vorraussetzungen verweigern müssen?

Wo immer Taten getan und Entscheidungen getroffen werden müssen, kann man im Sinne Luthers durch die Gnade Gottes gerechtfertigt transmoralisch gut handeln auch gegen das schlechte moralische Gewissen.[56]

Ich entschloss mich gegenüber dem zweiten Vorstand zur Ausübung von Druck, um die Bedingungen zu ändern, indem ich am 03.03.2003 schriftlich mit Gegenzeichnung jegliche Verantwortung gegenüber den Bewohnern ablehnte, wenn nicht sofort die Bedingungen geändert würden.[57] Am 04.03.2003 bekam ich durch den zweiten Vorstand die Erlaubnis, eine Pauschalkraft und ab April eine weitere Pflegefachkraft mit 25 Wochenstunden zu beschäftigen. Der Dienstplan für den April wies pro Mitarbeiter über 40 Überstunden

---

[56] vgl. TRE 1984, S.230

[57] vgl. Kirschner 1976, S.79

bei eigentlich 25 und 30 zu leistenden Wochenstunden aus. Damit war eine Versorgung der Bewohner mit einer Pflegefachkraft pro Schicht und einer zusätzlichen Hilfskraft in der Frühschicht gewährleistet. Am 08.03.2003 fehlten immer noch unverzichtbare Hilfsmittel und Mobiliar, wie zum Beispiel Medikamentenschränke, ausreichend Tische und Stühle oder Mülleimer; außer einem einzigen Anschluss im Aufenthaltsraum gab es auch keine Telefone für die Bewohner. Am 09.03.2003 wurde ich zu einer Art Krisensitzung mit dem zweiten Vorstand, einem Vertreter des Kuratoriums, einem Vertreter der Verwaltung, dem Kreispfarrer und einem Vertreter der zuständigen Bank eingeladen. Ich schilderte hier den Finanzbedarf für die Anschubfinanzierung der Pflegestation und die laufenden Kosten. Es stellte sich heraus, dass erst Ende Februar ein Kredit ohne Verwendungsangabe nur in Höhe von 25% des eigentlichen Bedarfs beantragt worden war. Über diese Summe gab es von Bankenseite bis zu diesem Datum noch keine Zusage. Die Aprilgehälter für die Mitarbeiter des Vereins wurden in dieser Sitzung zugesagt, eine Entscheidung über die Anschubfinanzierung konnte aber nicht getroffen werden, obwohl das Vorhaben Gewinn versprach. Trotz Loyalität gegenüber dem Arbeitgeber und der Ausführung der Dienstanweisung zur Eröffnung wurde ich nun noch skeptischer, da mir bisher kein Schriftstück der Pflegekasse noch der Heimaufsicht die Zulassung betreffend vorgelegt worden war. Eine Abnahme der Einrichtung der Pflegestation durch die Heimaufsicht hatte bis dahin ebenfalls nicht stattgefunden. Eine Heimgründung im christlichen Sinne konnte ich angesichts dieser Sachlage nicht mehr erkennen. Die Diakonie - Pflegestation wurde mit Beteiligung von mir gegründet. In wieweit habe ich mich zu schuldhaften Verhalten hinreißen lassen und die Anzeichen eines falschen Weges nicht erkennen wollen?

An dieser Stelle möchte ich den Dialog zwischen Sokrates und Glaukon das sogenannte „Höhlengleichnis" aus dem 7. Buch von Plato Werk „Der Staat" wiedergeben:

„Nach diesen Erörterungen, fuhr ich fort, betrachte nun unsere menschliche Anlage vor und nach ihrer Entwicklung mit dem in folgendem bildlich dargestellten Zustande: Stelle dir nämlich Menschen vor in einer höhlenartigen Wohnung unter der Erde, die einen nach dem Lichte zu geöffneten und längs der ganzen Höhle hingehenden Eingang habe, Menschen, die von Jugend

auf an Schenkeln und Hälsen in Fesseln eingeschmiedet sind,
so daß sie dort unbeweglich sitzenbleiben und nur vorwärts
schauen, aber links und rechts die Köpfe wegen der Fesselung
nicht umzudrehen vermögen; das Licht für sie scheine von oben
und von der Ferne von einem Feuer hinter ihnen; zwischen dem
Feuer und den Gefesselten sei oben ein Querweg; längs diesem
denke dir eine kleine Mauer erbaut, wie sie die Gaukler vor dem
Publikum haben, über die sie ihre Wunder zeigen.

Ich stelle mir das vor, sagte er.

So stelle dir nun weiter vor, längs dieser Mauer trügen Leute
allerhand über diese hinausragende Gerätschaften, auch
Menschenstatuen und Bilder von anderen lebenden Wesen aus
Holz, Stein und allerlei sonstigem Stoffe, während, wie natürlich,
einige der Vorübertragenden ihre Stimme hören lassen, andere
schweigen.

Ein wunderliches Gleichnis, sagte er, und wunderliche
Gefangene!

Leibhaftige Ebenbilder von uns! sprach ich. Haben wohl solche
Gefangene von ihren eigenen Personen und von einander
etwas anderes zu sehen bekommen als die Schatten, die von
dem Feuer auf die ihrem Gesichte gegenüberstehende Wand
fallen?

Unmöglich, sagte er, wenn sie gezwungen wären, ihr
ganzes Leben unbeweglich die Köpfe zu halten.

Ferner, ist es nicht mit den vorübergetragenen Gegenständen
ebenso?

Allerdings.

Wenn sie nun miteinander reden könnten, würden sie nicht an
der Gewohnheit festhalten, den vorüberwandernden

Schattenbildern, die sie sähen, dieselben Benennungen zu geben?

Notwendig.

Weiter: Wenn der Kerker auch einen Widerhall von der gegenüberstehenden Wand darböte, sooft jemand der Vorübergehenden sich hören ließe, - glaubst du wohl, sie würden den Laut etwas anderem zuschreiben als den vorüberschwebenden Schatten?

Nein, bei Zeus, sagte er, ich glaube es nicht.

Überhaupt also, fuhr ich fort, würden solche nichts für wahr gelten lassen als die Schatten jener Gebilde?

Ja, ganz notwendig, sagte er.

Betrachte nun, fuhr ich fort, wie es bei ihrer Lösung von ihren Banden und bei der Heilung von ihrem Irrwahne hergehen würde, wenn solche ihnen wirklich zuteil würde: Wenn einer entfesselt und genötigt würde, plötzlich aufzustehen, den Hals umzudrehen, herumzugehen, in das Licht zu sehen, und wenn er bei allen diesen Handlungen Schmerzen empfände und wegen des Glanzgeflimmers vor seinen Augen nicht jene Dinge anschauen könnte, deren Schatten er vorhin zu sehen pflegte: was würde er wohl dazu sagen, wenn ihm jemand erklärte, daß er vorhin nur ein unwirkliches Schattenspiel gesehen, daß er jetzt aber dem wahren Sein schon näher sei und sich zu schon wirklicheren Gegenständen gewandt habe und daher nunmehr auch schon richtiger sehe? Und wenn man ihm dann nun auf jeden der vorüberwandernden wirklichen Gegenstände zeigend durch Fragen zur Antwort nötigen wollte, was es sei, - glaubst du nicht, daß er ganz in Verwirrung geraten und die Meinung haben würde, die vorhin geschauten Schattengestalten hätten mehr Realität als die, welche er jetzt gezeigt bekomme?

Ja, bei weitem, antwortete er.

Und nicht wahr, wenn man ihn zwänge, in das Licht selbst zu sehen, so würde er Schmerzen an den Augen haben, davonlaufen und sich wieder jenen Schattengegenständen zuwenden, die er ansehen kann, und würde dabei bleiben, diese wären wirklich deutlicher als die, welche er gezeigt bekam?

So wird's gehen, meinte er.

Wenn aber, fuhr ich fort, jemand ihn aus dieser Höhle mit Gewalt den rauhen und steilen Aufgang zöge und ihn nicht losließe, bis er ihn an das Licht der Sonne herausgebracht hätte, - würde er da wohl nicht Schmerzen empfunden haben, über dieses Hinaufziehen aufgebracht werden und, nachdem er an das Sonnenlicht gekommen, die Augen voll Blendung haben und also gar nichts von den Dingen sehen können, die jetzt als wirkliche ausgegeben werden?

Er würde es freilich nicht können, sagte er, wenn der Übergang so plötzlich geschähe.

Also einer allmählichen Gewöhnung daran, glaube ich, bedarf es, wenn er die Dinge über der Erde schauen soll. Da würde er nun erstlich die Schatten am leichtesten anschauen können und die im Wasser von den Menschen und den übrigen Wesen sich abspiegelnden Bilder, sodann erst die wirklichen Gegenstände selbst. Nach diesen zwei Stufen würde er die Gegenstände am Himmel und den Himmel selbst des Nachts, durch Gewöhnung seines Blickes an das Sternen- und Mondlicht, leichter schauen als am Tage die Sonne und das Sonnenlicht.

Ohne Zweifel.

Und endlich auf der vierten Stufe, denke ich, vermag er natürlich die Sonne, das heißt nicht ihre Abspiegelung im Wasser oder in sonst einer außer ihr befindlichen Körperfläche, sondern sie selbst in ihrer Reinheit und in ihrer eigenen Region anzublicken sowie ihr eigentliches Wesen zu beschauen.

Ja, notwendig, sagte er.

Und nach solchen Vorübungen würde er über sie die Einsicht gewinnen, daß sie die Urheberin der Jahreszeiten und Jahreskreisläufe ist, daß sie die Mutter von allen Dingen im Bereiche der sichtbaren Welt und von allen jenen allmählichen Anschauungen gewissermaßen die Ursache ist.

Ja, entgegnete er, offenbar muß er zu diesen Einsichten nach jenen Vorübungen gelangen.

Wenn er nun an seinen ersten Aufenthaltsort zurückdenkt und an die dortige Weisheit seiner Mitgefangenen: wird er da wohl nicht sich wegen seiner Veränderung glücklich preisen und jene bedauern?

Ja, sicher.

Und wenn damals bei ihnen Ehres- und Beifallsbezeugungen wechselseitig bestanden sowie Belohnungen für den schärfsten Beobachter der vorüberwandernden Schatten, ferner für das beste Gedächtnis daran, was vor, nach und mit ihnen zu kommen pflegte, und für die geschickteste Prophezeiung des künftig Kommenden: meinst du, daß er da danach Verlangen haben werde, daß er die bei jenen Höhlenbewohnern in Ehre Stehenden und Machthabenden beneidet? Oder daß es ihm geht, wie Homer sagt, und er viel lieber als Tagelöhner bei einem anderen dürftigen Manne das Feld bestellen und eher alles in der Welt über sich ergehen lassen will, als jene Meinungen und jenes Leben haben?

Letzteres glaube ich, sagte er, daß er nämlich sich eher allen Leiden unterziehen als jenes Leben führen wird.

Hierauf nun, fuhr ich fort, bedenke folgendes: Wenn ein solcher wieder hinunterkäme und sich wieder auf seinen Platz setzte: würde er da nicht die Augen voll Finsternis bekommen, wenn er plötzlich aus dem Sonnenlicht käme?

Ja, ganz sicherlich, sagte er.

Aber wenn er nun, während sein Blick noch verdunkelt wäre, wiederum im Erraten jener Schattenwelt mit jenen ewig Gefangenen wetteifern sollte, und zwar ehe seine Augen wieder zurechtgekommen wären - und die zu dieser Gewöhnung erforderliche Zeit dürfte nicht ganz klein sein -: würde er da nicht ein Gelächter veranlassen, und würde es nicht von ihm heißen, weil er hinaufgegangen wäre, sei er mit verdorbenen Augen zurückgekommen, und es sei nicht der Mühe wert, nur den Versuch zu machen, hinaufzugehen? Und wenn er sich gar erst unterstände, sie zu entfesseln und hinaufzuführen, - würden sie ihn nicht ermorden, wenn sie ihn in die Hände bekommen und ermorden könnten?

Ja, gewiß, antwortete er.

Das Gleichnis hier also, mein lieber Glaukon, fuhr ich fort, ist nun in jeder Beziehung auf die vorhin ausgesprochenen Behauptungen anzuwenden: Die mittels des Gesichts sich uns offenbarende Welt vergleiche einerseits mit der Wohnung im unterirdischen Gefängnisse, und das Licht des Feuers in ihr mit dem Vermögen der Sonne; das Hinaufsteigen und das Beschauen der Gegenstände über der Erde andererseits stelle dir als den Aufschwung der Seele in die nur durch die Vernunft erkennbare Welt vor, - und du wirst dann meine subjektive

Ansicht hierüber haben, dieweil du sie doch einmal zu hören
verlangst; ein Gott mag aber wissen, ob sie objektiv wahr ist![58]

„Es ist anstrengend, sich aus dem geborenen Dasein in der Höhle, von den gewohnten Schatten zu lösen und die quälende Tätigkeit des Denkens auf sich zu nehmen. Der platonische Weg zur Erkenntnis ist das Gegenteil eines Weges, der Freude und Lust bereitet."[59]

Wie gern wäre ich dem platonischen Höhlengleichnis entsprechend im geborgenen routinierten Arbeitsleben geblieben trotz autoritärer, aber die Verantwortung tragender Schatten.

Die Gründung eines Altenpflegeheimes zur Finanzierung anderer Bereiche und zum Ausgleich ausfallender Förderungen durch Land und Kommune wäre für mich noch legitim. Die Eröffnung der Station auf Kosten der Bewohner ohne geregelte Anschubinvestition unter den vorgestellten Bedingungen zur Abwendung einer möglichen Zahlungsunfähigkeit des Vereins konnte ich nicht mit meinem Gewissen vereinbaren.

---

[58] Apelt 1923 Eine deutsche Übersetzung erschien u.a. im Band V von Platon: Sämtliche Dialoge
[59] Liessmann 2002, S.73

„Wenn Sie dabei zu dem Schluß kommen, dass man Ihnen zwar die Verantwortung, aber nicht die Möglichkeiten gibt, das Bestmögliche aus der Sache zu machen, dann erklären Sie ganz einfach:' Entweder ich bekomme alle notwendigen Vollmachten, oder ein anderer übernimmt die Verantwortung dafür."[60]

Da durch den Vorstand trotz Aussprache nichts geändert wurde, blieb für mich als persönlicher Ausweg nur die Kündigung der Arbeitsstelle. Wäre ich früher skeptisch geworden und hätte ich die finanzielle Situation damals wahrgenommen, so hätte ich die Ausführung der Dienstanweisung zur Eröffnung und die Aufnahme von Bewohnern verweigern müssen.

Die Bewohner wurden im April pflegerisch versorgt, die restliche Einrichtung wurde nach und nach geliefert. Formal ist der Vorstand des Vereins auch Heim- und Pflegedienstleitung. Ich habe die Diakonie - Pflegestation dem Vorstand ordnungsgemäß nach dessen Urlaub übergeben. Sollte sich im April kein Kreditgeber oder Spender finden, um die Gehälter und restliche Einrichtung zu bezahlen und sollten

---

[60] Kirschner 1976, S.78

sich die Zahlungen der Pflegekassen und Bewohner verzögern, ist eine Zahlungsunfähigkeit unausweichlich. Ich empfahl für diesen Fall eine engere Zusammenarbeit mit anderen Diakonischen Einrichtungen in der Umgebung und dem zuständigen diakonischen Dachverband sowie der Süddeutschen Vermietungsgesellschaft.

3.5.Möglichkeiten

Dieses Kapitel soll nicht im einzelnen Handlungsalternativen von mir oder meiner Vorgesetzten diskutieren, sondern soll Denkmuster näher bringen, die zum besseren Verständnis beitragen und zukünftiges Handeln auf Grund von Gewissensentscheidungen erklärbar machen. Eine Vereinfachung von Entscheidungsfindung oder gar ein Ausklammern des Gewissens, der inneren Diskussion im Menschen, soll hiermit genauso wenig erreicht werden wie eine Definition von Gut und Böse. Ich will zum Denken anregen. Fremdes Handeln kann durch einen anderen Wertebereich, durch Wissen und Denkvermögen sowie durch die moralische Situation des Anderen erklärt werden. In vielen Fällen ist eine fremde Entscheidung dennoch schwer verständlich. Erst bei einem Rollen- und Erfahrungstausch würde man die eingeschränkten Handlungsalternativen bewusst wahrnehmen.

Gewissen ereignet sich in einem steten polaren Prozess von Erstarken und Zerbrechen der adaptiven Synthese von organismischen, innerpsychischen und sozialen Prozessen. Gewissen soll als dynamische Steuerungsfunktion des Ichs in Phasen der Identitätsfindung, der Ich-Stärkung und der Glaubensentwicklung begriffen werden.[61]

3.5.1. Denkansätze aus Wirtschaft und Management

„Einerseits ist das hierarchische Führungsmodell für den Umgang mit schweren Problemen nicht ausreichend. Andererseits sollen Intelligenz und Geist von Menschen aller Organisationsebenen so gebündelt werden, dass kontinuierlich Wissen gebündelt und geteilt wird."[62]

Ich empfand den hierarchischen, autoritären Führungsstil des Vorstandes des diakonischen Vereins als unpassend. Nach Saldern ist die heutige

---

[61] vgl. Schillak 1986, S.266

[62] Löffler 2001, S.110

Aufgabe von Führungskräften: „Erfolgskontrolle und Feedback, Beratung zur Selbststeuerung."[63]

Um die Vorschläge der Führungskraft zu legitimieren, bedarf es von ethischer Seite her einer dialogischen Beziehung und eines respektvollen Umgangs miteinander. Erst wenn der Vorgesetzte seinen Mitarbeitern beratend zur Seite steht und sie als lernfähig, autonom und verantwortungsvoll ansieht, kann er sich auf seine externe Position zurückziehen.[64]

„Auch soziale Einrichtungen mussten seit jeher wirtschaften und auf Wirtschaftlichkeit achten. Dass sie sich dabei betriebswirtschaftlicher Instrumente bedienen, ist ebenso wenig neu wie die Kompensation der Verknappung von Ressourcen durch ihre effizientere Nutzung. Neu ist an der gegenwärtigen Entwicklung, dass ökonomische Begriffe und Regeln zu Leitprinzipien der sozialen Arbeit selbst werden, zu ihrer ‚Philosophie', ‚Denkhaltung' und ‚Gesinnung' aufrücken."[65]

Ich würde polemisch überspitzt formulieren, dass das Vorhaben des Vereins wie in den vorkapitalistischen

---

[63] Saldern 1998, S.193
[64] vgl. Löffler 2001, S.112
[65] Ihmig 1997, Kapitel 5

Gesellschaften auf den Verkäufermarkt orientiert ist. Die modernen Systeme haben sich aber in den letzten Jahrzehnten zum Käufermarkt gewandelt. Die veränderten Rahmenbedingungen machen eine Unternehmensethik, gerade bei christlich orientierten Dienstleistungsbetrieben, notwendig, die den kommenden Herausforderungen mit moralischen Akteuren begegnet, die auf die Dynamik dieses Marktes moralisch einwirken können. [66]

Die neue Unternehmensethik setzt sich erst in der Gegenwart durch. Die moralischen und religiösen Traditionen und die von ihnen geprägten menschlichen Empfindungen, die bis heute fortdauern, wurden vom aufkommenden Kapitalismus überrollt. So schreibt Löffler, dass sich die gesellschaftlichen Werte und die Marktorientierung in zwei Phasen versöhnen. Die erste Phase setzte Ende des 19. Jahrhunderts mit dem Verbot der Kinderarbeit und später mit der Produkthaftung ein. Die Industrieländer haben diese Phase größtenteils abgeschlossen. In der Gegenwart vollzieht sich die zweite Phase der Versöhnung durch Veränderung der persönlichen Einstellung, der Sitten und Werte,

---

[66] vgl. Löffler 2001, S.103

sowie der Umgestaltung der Institutionen. Manche Unternehmen bemühen sich heute auch um eine soziale Bilanzierung neben der finanziellen.[67]

Ein transparentes Image von Unternehmen und Verbänden der freien Wohlfahrtspflege muss für Führungskräfte selbstverständlich werden. „Unternehmen sollten evidente Niederlagen eingestehen, anstatt PR-geschönte Reden vorzuschieben. In gleicher Weise wird der Umgang mit den Mitarbeitern transparent gemacht und damit genau so wichtig wie der Umgang mit dem Kunden."[68]

Mitarbeiter sind nicht nur Angestellte und Human Resources, sondern oft auch Mitglieder oder Stakeholder bei Großunternehmen. „Der Begriff „Stakeholder", auf Deutsch mit, Anspruchs- oder Interessensgruppe (oder -person)' übersetzt, dürfte 1963 im Stanford Research Institute von Eric Rhenman, der ihn 1968 erstmals publizierte, als Erweiterung des Begriffs, Stockholder' (heute Shareholder) geschaffen worden sein." [69]

---

[67] vgl. Löffler 2001. S.104
[68] Löffler 2001, S.107
[69] Löffler 2001, S.81, vgl. Ulrich 2001, S.440f

Diese Miteigentümer gestalten die Institution mit und sind eben nicht nur auf Gewinnmaximierung, sondern auch auf ein humanes und oft auch ökologisches Handeln und Miteinander ausgerichtet. Auch sie haben Anteil am „institutionellen Gewissen".

3.5.2. Philosophische und christlich motivierte Denkansätze

Kants kategorischer Imperativ sagt: „Grundgesetz der reinen praktischen Vernunft: Handle so, dass die Maxime deines Willens jederzeit zugleich als Princip allgemeiner Gesetzgebung gelten könne."[70]

Doch wie treffe ich im Moment eine Entscheidung? „ Letzten Endes kann [...] die Willkür im Moment der Entschließung nicht gleichzeitig zwei Bestimmungsgründe haben, von denen der eine schon hinreichend sein soll."[71] Wieso verweigere ich nicht die Dienstanweisung bei bestehenden inneren zweifeln? „Die Auffassung, das moralische Gesetz sei für sich selbst schon eine Triebfeder, führt so zwangsläufig auf den [...] horizontalen Vergleich zwischen dem moralischen Gesetz und anderen (sinnlichen) Triebfedern, wodurch die Moralität die

---

[70] Kant 1968, S.30
[71] Simm 1991, S.129

uneingeschränkte Selbstgenügsamkeit, die Kant ihr zuschreiben möchte verliert."[72]

Auch wenn es finanziell, beruflich und für meinen Lebenslauf sinnvoll gewesen wäre, einfach den Weisungen zu folgen und weiter zu machen, konnte ich es nach der Eröffnung der Pflegeeinrichtung nicht.

„Ein Mann des Gewissens ist ein Mensch, der niemals Verträglichkeit, Wohlbefinden, Erfolg, öffentliches Ansehen und Billigung von Seiten der herrschenden Meinung durch den Verzicht auf Wahrheit erkauft."[73]

Ich hatte schon ein ungutes Gefühl, vor der Eröffnung der Diakonie - Pflegestation. Da mir als Angestellter innerhalb des Vereins keine Auskunft über die Lage gegeben wurde, bat ich um ein inoffizielles Gespräch beim Diakonischen Werk. Hierbei fragte ich, wie ich angesichts der vermuteten Lage des Vereins vorgehen solle. Als Antwort wurde mir mitgeteilt, dass ich das normale Tagesgeschäft solange zu betreiben habe, bis ich tatsächlich von einer gegenüber den Bewohnern unvertretbaren Lage durch den Vorgesetzten oder persönlich erführe. Schließlich sei

---

[72] Simm 1991, S.129
[73] Ratzinger 1999, S.44

der Verein ein eigenständiger unabhängiger Verein. Dies bedeutete für mich, dass die tatsächliche Lage erst nach der Eröffnung für mich ersichtlich wurde, weil Lieferungen oder Bestellungen nicht rechtzeitig ankamen.

Gehorsamsbereitschaft findet sich bei allen Menschen. Hier sei auf das Milgram Experiment verwiesen. Milgram wollte ursprünglich eine Erklärung für das spezifische Verhalten der Deutschen während des Nationalsozialismus finden, doch er stieß auf eine allgemeine Gehorsamsbereitschaft der Menschen gegenüber Autoritäten. In weiteren Experimenten wies er dann auch noch eine Gruppenkonformität nach, welche über dem eigenen Gewissen steht.[74]

Gehorsamsbereitschaft ist nicht länder- oder gruppenspezifisch, obwohl ich ungeprüft vermute, dass die Erziehung und das Aufwachsen in einem totalitären Autoritätsstaat wie der DDR oder auch dem 3. Reich weitreichende Folgen für die Wahrnehmung eigener Entscheidungsfreiheit hat. Natürlich wirken Abhängigkeiten, wie finanzielle Verantwortung gegenüber der Familie oder hohe

---

[74] vgl. Lüttke 2003, S.21

82

Kredite und die sehr hohe Arbeitslosigkeit gerade in den neuen Bundesländern, auf solche unfreien Entscheidungen ein. Man möchte beim Arbeitgeber nicht negativ auffallen und befolgt daher dessen Entscheidungen auch gegen den eigenen Willen. Freilich gilt diese Einstellung nicht allgemein und nur zu einem gewissen Grad.

Ich unterrichtete nach der Eröffnung der Diakonie - Pflegestation das Kuratorium und den zweiten Vorstand von den herrschenden Bedingungen in der Pflegestation und der vermuteten misslichen finanziellen Lage des Vereins. Nachdem mir die Verwaltung die tatsächlich schlechte finanzielle Lage bestätigt hatte und auch nichts über eine Anschubfinanzierung zu erfahren war, bekam ich ein schlechtes Gewissen. Jeder Leser muss für sich entscheiden, ob ich in der Rolle als Heim- und Pflegedienstleiter die Sachlage zu spät hinterfragt hatte oder ob die tatsächliche Lage erst jetzt eindeutig erkennbar war. In dieser Zeit hatte ich nachts einen Traum von dem ich eines Morgens 5 Uhr 25 hochschreckte.

„Träume – sogar die unangenehmen – können sehr aufschlussreich sein bei Ängsten, ungelösten

Problemen und emotionalen Stresssituationen, die sich negativ auf den Schlaf auswirken."[75]

Ich möchte daher diesen Traum nicht vorenthalten, da dieser verdeutlicht wie sehr mich dies beschäftigte und immer noch beschäftigt.

...ein Kleinkind war durch einen Messerstich im Rücken verwundet. Ich habe den Notarzt gerufen per Handy. Gleichzeitig standen schon die Polizei/Sanitäter an der Tür. Ein schwarzer Mann blockierte ihnen den Eintritt. Ich ging zu ihm und fragte warum er die Rettungskräfte nicht herein lässt. Dann fragte ich auf Englisch. Er ließ sie nicht rein, er ließ mich nicht los. Ein weiterer schwarzer Mann stieß hinzu und hielt mich fest. Er sagte die Männer an der Tür sind weiß. Weiße dürfen nicht herein. Ich sagte, aber das Kleinkind ist doch schwarz, wollt ihr es sterben lassen? Schon lag ich am Boden umringt von schwarzen Männern und Kindern die auf mich eintraten. Im Kreis neben mir das gleiche mit einem weißen Baby, welches von Kindern geschlagen und getreten wurde. Ich fragte ohne mich zu wehren: warum? Da warfen sie das weiße Baby in den Kreis in dem ich lag und sie sagten: tritt.

Ängste und Probleme können in Träumen ins Bewusstsein gerufen werden, die man im wachen Zustand gar nicht wahrhaben möchte.[76]

Nach Lüttke, setzt die Fähigkeit, sich autoritativen Anordnungen oder einem Konformitätsdruck zu

---

[75] van Straten 1993, S.93
[76] vgl. van Straten 1993, S.98

widersetzen, erst sehr spät ein, nämlich mit der sinnlichen Wahrnehmung des Leidens der Opfer. Damit scheint dieser Widerstand offensichtlich an spezielle situative Bedingungen geknüpft, also damit konkret organisiert zu sein.[77]

Ich habe mich schuldig gemacht und konnte weder meinen Mitarbeitern noch den Bewohnern in entsprechender Weise gerecht werden.

„Der Mensch erlebt sich im Gewissen angerufen, sein Leben ganz in die Hand zu nehmen und zu gestalten. Er kann als Freiheit in die eigene und ihn umgebende Wirklichkeit wirken."[78]

Allein im Glauben (sola fide) vertraue ich Sünder, der ich mich immer wieder beim sündigen ertappe, auf meinen Schöpfer und Erlöser und bin so in Gemeinschaft mit ihm, was mich zur Erneuerung meiner Lebensführung bewegt. Durch den Glauben werden alle Sünder in Christus gerechtfertigt, dieses Heil wurde auch mir vom Heiligen Geist in der Taufe als Fundament meines ganzen christlichen Lebens geschenkt.[79]

---

[77] vgl. Lüttke 2003, S.117
[78] Römelt 1994, S.12
[79] vgl. Lutherischer Weltbund 1999, S.17

Angerufen vom Gewissen, entschied ich mich zur Kündigung. Meiner Überzeugung nach, war dies eine Gewissensentscheidung und gleichzeitig eine Entscheidung für das Gute, die Wahrheit. „Das Gewissen ist so die existentielle Selbsterfahrung des Glaubensstandes im Christen".[80]

Platon lehrt: „In der Welt des Erkennbaren ist die Idee des Guten die höchste und nur mit Mühe erkennbar; wenn man sie aber erkannt hat, dann ergibt sich, dass sie für alles Rechte und Schöne die Ursache ist; sie schafft in der sichtbaren Welt das Licht und seinen Herrn, in der Welt des Denkbaren ist sie selbst die Herrin und hilft uns zur Wahrheit und Einsicht; sie muss jeder schauen, der im eigenen wie im öffentlichen Leben vernünftig handeln will".[81]

Ich musste gleichzeitig zu der Einsicht gelangen, dass ich ein Fortführen der vorhandenen Bedingungen in der Diakonie -Pflegestation, also auch ein zukünftiges Abschöpfen der Gewinne ohne gleichzeitige Verbesserung der Ausstattung allein mit meiner Kündigung nicht verhindern könnte, wenn die Heim- und Pflegedienstleitung, also der Vorstand dies nicht möchte. Daher hatte ich das Kuratorium

---

[80] Wils 1992, S.235
[81] Liessmann 2002, S.69

86

und den zweiten Vorstand einbezogen und die Kündigung näher begründet. Als Gründe nannte ich einseitigen Informationsfluss, Verantwortungsübernahme ohne Entscheidungsfreiheit. Ich glaubte, dass ich als Angestellter des jetzigen Vorstands nicht mehr positiv auf die Diakonie - Pflegestation einwirken könnte, wohl aber mit diesem Buch und als Mitglied im Verein. Als Mitglied kann ich Entscheidungen des Vorstandes offen hinterfragen und an der Willensbildung des Kuratoriums mitwirken. Daher hatte ich die Mitgliedschaft im diakonischen Verein beantragt.

So kann ich das Geschehene zwar nicht rückgängig machen, auch von mir aus werde ich so keine Rechtfertigung erfahren.

„Denn aus Gnade seid ihr selig geworden durch Glauben, und das nicht aus euch: Gottes Gabe ist es, nicht aus Werken". [82]

„[...] sowohl die Ursünde ist keine ‚reine' Sünde [...] als auch die Gnade ist ‚unverschuldet' und ohne Zutun des Menschen einfachhin, geschenkt'. Beide Begriffe, die der Ursünde und die der Gnade,

---

[82] Bibel, Eph 2,8f

bezeichnen in gewisser Hinsicht etwas bereits Geschehenes und ein Geschehendes. Dabei bezieht sich die Ursünde unter dem Aspekt des ‚Auslösers' und ‚Schuldners' auf den Menschen und die Gnade auf Gott."[83]

Auf die Ursünde möchte ich an dieser Stelle nur in soweit eingehen, dass ich Kant beipflichtend die Ursünde im Sinne der Erbsünde mir bisher nicht vorstellen konnte: "Dass etwas in einer zusammenhängend gegebenen Zeit Entstandenes oder aber etwas Vorzeitliches, nur über die Vergangenheit Vermittelbares und daher ohne zeitliche Relation nicht Vorstellbares in die moralische Konstitution des Menschen eingreifen, dass ein Mensch böse sein soll, weil vor ihm ein anderer Mensch böse war, ist für die Kantische Ethik der eigentliche Skandal des Erbsündengedankens."[84]

Ein Hang zum Bösen beim Menschen ist vielleicht evolutionstechnisch zu betrachten. Leben wir in einer guten Welt oder werden alle Entscheidungen und Lebensformen im Nachhinein immer als richtig und gut definiert? Es gibt meines Erachtens kein System und keine Entscheidung, die sich im jetzt, also im

---

[83] KoncsiK 1995, S.220
[84] Simm 1991, S.14

Moment der Ausführung als schlecht oder bösartig definiert.

Ich weiß nicht, ob ich aus meiner persönlichen Gewissenserfahrung meine eigene Religiosität gebastelt habe und weiter mit dieser Arbeit daran herumdoktere. Aber:" Es scheint schwer zu rechtfertigen, ein verzweifeltes Gewissen theologisch en passant zu diskreditieren, nur um der Gefahr einer selbstgemachten Religiosität zu entgehen."[85]

„Gemäß den Auffassungen der Theologen, die das natürliche Gewissen lediglich als durch Selbstverteidigung getriebenes Moralistisches zu erkennen vermögen und Böses Gewissen erst unter Gottes Wort beim Gerechtfertigten zustande kommen sehen, wird die Bewegungslinie des Gewissens zwischen diesen beiden Abschnitten eine Unterbrechung, eine Leerstelle aufweisen. Das natürliche Gewissen schirmt sich selbst ab vor der völligen Verzweiflung, während dem Bösen Gewissen des Christen durch die enge Korrespondenz mit der pax des Glaubens die Spitze abgebrochen ist. Den Vorstellungen anderer entsprechend liegt die Diskontinuität zwischen der völligen Verzweiflung im

---

[85] Freund 1994, S.179

Bösen Gewissen und dem Frieden des Guten Gewissens."[86]

„Wenn das Gewissen irgendwo stehen bliebe, irgendwo endgültig zum Stillstand käme, so wäre das sein voraussichtliches Ende. Gewissen im Moralismus festgefahren, verleugnet nicht nur die Schuldhaftigkeit der ethischen Wirklichkeit, sondern versperrt sich auch den Weg zum Heilwerden. Im Dauerzustand als Böses Gewissen fixiert, zeitigt es so etwas wie ‚Gottesvergiftung'. Als Gutes Gewissen verabsolutiert, kann es dem Wahn des Perfektionismus anheim fallen oder die sündige Welt ungerührt ihren ‚Eigengesetzlichkeiten' überlassen."[87]

---

[86] Freund 1994, S.182
[87] Freund 1994, S.183

4. Gewissen im wissenschaftlichen Kontext

Nach Stelzenberger zählt der Gewissensbegriff zu den uneinheitlichsten und umstrittensten.[88]

In den Grundfragen der wissenschaftlichen Gewissensforschung treten unterschiedliche Auffassungen auf, die im Besonderen das Wesen, seine Entstehung, die Entwicklung, die Erziehung und den Geltungsanspruch des Gewissens betreffen.[89]

Die Gewissensforschung ist abhängig vom Vorverständnis und ist Ausdruck des Selbst- und Weltverständnis von Einrichtungen, Gruppen und Individuen.[90]

Kulturgeschichtlich kann man sagen, dass Gewissen ein rein menschliches Phänomen ist. Sprachlich findet dies Einzug im Ausdruck vom „schlagenden Herzen".[91]

Die Vorsilbe „syn-" des griechischen „syneidesis", bzw. „con-" des lateinischen „conscientia" bringen in

---

[88] vgl. TRE 1984, S.192
[89] ebenda
[90] vgl. TRE 1984, S.192 f
[91] vgl. RGG 2000, S.902

Verbindung mit den substantivierten Verben zum Ausdruck, dass es sich beim Gewissen um eine mitwissende Instanz handelt. Der Mensch prüft somit die Normgemäßheit seines Tuns als Mitwissender seines Handelns.[92]

Eine besondere Ausprägung des Gewissensbegriffs bei den Griechen und ein verfolgbarer Entwicklungsgang lassen sich historisch nicht belegen. Auch im lateinischen bleibt die Grundbedeutung des „Mitwissens" erhalten. Das gute Gewissen wird im lateinischen allerdings weniger im Sinne eines moralisch Guten, denn einer erfüllten Pflicht und Tugendhaftigkeit verwendet. Das schlechte Gewissen wird bei Cicero und Seneca als quälend, beunruhigend und beißend geschildert und beinhaltet die Angst vor Sorge, Strafe und Marter.[93]

Bei Paulus spielt die Gewissenproblematik beim Essen von Götzenopferfleisch in 1Kor 8,7-13; 10,23-30 eine zentrale Rolle. Die so genannten Starken in der Gemeinde dürfen Götzenopferfleisch essen, wenn sie sich nicht nach deren Herkunft erkundigen, damit kein Demonstrationscharakter entsteht. Die Schwachen sollen kein Götzenopferfleisch essen,

---

[92] vgl. RGG 2000, S.903
[93] vgl. TRE 1984, S.199 ff

wenn dadurch ihr Gewissen befleckt wird. Niemand braucht sich vor einem fremden Gewissen fürchten, der nicht sein eigenes fürchtet. Die Gemeinde braucht sich nicht den Gewissensbindungen einer Gruppe zu unterwerfen. Die Adressaten von Paulus Briefen sollen vor ihrem Handeln auf das daraus folgende Gewissen reflektieren. Dies ist möglicherweise der Übergang zum vorschreibenden gewissen, welches vor einer Handlung einsetzt. Paulus kennt kein spezifisch christliches Gewissen, er entnimmt den Begriff dem Sprachgebrauch seiner Umwelt. Er nutzt den Gewissensbegriff also nicht theologisch, sondern anthropologisch.[94]

Nachpaulinisch wird in den Pastoralbriefen sichtbar, dass das reine Gewissen eine Qualifikation christlichen Lebens darstellt.[95] „Der Verlust des guten Gewissens bedeutet den Verlust des Glaubens."[96]

„Das Gewissen meldet sich zu Wort, auch ohne dass es gefragt oder gebeten wurde."[97]

Das Handeln und die ethischen Normen einer Person stehen im Widerspruch, so dass das Gewissen das Handeln verurteilt. Der Mensch kann aber auch in

---

[94] vgl. TRE 1984, S.214 ff
[95] vgl. TRE 1984, S.217
[96] 1 Tim 1,5.19; 3,9; Hebr 10,22
[97] RGG 2000, S.903

seiner ethischen Überzeugung irren, das Gewissen schlägt nicht an. Daher ist es ethisch legitim und geboten argumentativ jemanden zu überzeugen und zu einem anderen Verhalten zu bewegen, wenn man annimmt dass dieser in seiner ethischen Einstellung irrt und sein daraus resultierendes Handeln falsch ist.[98]

In der deutschen Rechtssprache ist der Gebrauch von Gewissen meist in den Bedeutungen vom Zeugen, Mitwisser, Kenntnis, Einverständnis, Überzeugung seit dem 14.Jahrhundert belegt. Die ethische Bedeutung wird in formelhaften Redewendungen deutlich: „etwas auf sein Gewissen nehmen, bei Eid und Gewissen, beim christlichen Gewissen."[99]

Orgines sieht das Gewissen als Geist, Erzieher und Lenker der Seele. „Hieronymus fährt fort: ‚Diese ist der Funke des Gewissens [...] der selbst bei Kains Herz nicht ausgelöscht wird, nachdem er aus dem Paradies vertrieben ist'"[100]

Nach Röm 2,15 wird synteresis als Rest des sittlichen Wertgefühls gesehen, welche angeboren und nicht

---

[98] vgl. RGG 2000, S.905
[99] TRE 1984, S.197
[100] TRE 1984, S.219

durch den Sündenfall verdorben ist. Aus Röm 14,23 „Alles, was nicht aus Glauben geschieht ist Sünde" ergibt sich die mittelalterliche theologische Deutung und die Frage nach der Autorität des Gewissens. Das Gewissen wird mit Glauben gleichgesetzt. Das individuelle Gewissen kann subjektiv dem Normanspruch objektiver Sittlichkeit widersprechen, trotzdem bleibt es an das göttliche Gesetz und damit an die kirchlichen Vertreter gebunden. Es kann sich irren.[101]

Für Abaelard kommt es nicht auf die Tat, sondern auf die gute Intention an: „Es gibt keine Sünde außer gegen das Gewissen."[102]

Luther distanziert sich von diesen juristischen Gewissensbegriffen durch seine Fassung des Gewissensbegriffes und der Rechtfertigungslehre. Luther sieht das Gewissen immer wieder im Zusammenhang mit göttlicher Einwirkung: „Gewissen als Fünklein, als Stimme Gottes in der Seele, Als göttliches Licht, als Auge Gottes[...]"[103]

Historisch wird schon in der Scholastik versucht den Gewissensbegriff zu vereinheitlichen. Aus der

---

[101] vgl. TRE 1984, S.221
[102] TRE 1984, S.219
[103] ebenda

Erfahrung der Rechtfertigung durch den Glauben knüpft Luther weder an der Scholastik, noch an Paulus und Augustinus an.[104]

Für Luther ist die Bezeichnung des Gewissen nicht nur eine dem Menschen gegebene „virtus iudicandi", sondern auch die Stelle an dem der Mensch vom anklagenden und vom befreienden Wort Gottes getroffen wird, also der „Ort".[105]

Vor Kaiser und Reich sprach Luther 1521: „Da ich durch die angeführten Schriftstellen überwunden bin und mein Gewissen in Gottes Wort gefangen ist, kann und will ich nicht widerrufen, weil gegen das Gewissen zu handeln weder sicher noch recht ist."[106]

Holl bezeichnet Luthers Religion als „Gewissensreligion". Der Beginn des Gewissensverständnisses bei Luther dürften daher sein neu gewonnenes, biblischen Menschenbild, sowie die existentiellen Erlebnisse der Anfechtung sein. Das Gewissen rückt nach Hirsch und Lohse bei Luther ins Zentrum seiner Theologie. Das Gewissen des sündigen Menschen wird so sehr geplagt, dass er denkt an allem Übel Mitschuldig zu sein. Dieser

---

[104] vgl. TRE 1984, S.193
[105] vgl. RGG 2000, S.905
[106] TRE 1984, S.222

Mensch ist der Rechtfertigung sehr nahe und hat den Anfang der Gnade. Das gute Gewissen hat in Gottes Güte seinen Grund und im bösen Gewissen offenbart sich Gott selbst. Damit ist das evangelische Gewissen von Werken befreit. Die Werke sollen zwar getan werden, aber man kann nicht darauf vertrauen.[107]

Die anderen Reformatoren stimmen mit Luther im Grundsatz überein, im Gewissen das Rechtfertigungsgeschehen zu orten und damit Glauben und Gewissen zu identifizieren. Allerdings stellen sie das Gewissen nicht so sehr in den Mittelpunkt ihres Denkens wie Luther.[108]

Gewissensbildung ist zum einen in der abendländischen Tradition, welche auf der griechisch-christlichen gründet, verankert und zum anderen vollzieht sie sich individuell in der Lebensgeschichte des einzelnen Menschen.[109]

Seit der Aufklärung wird das Gewissen nicht mehr als das Gewissen der Gemeinde oder der Christen, sondern fast ausschließlich das des einzelnen verstanden. Erst seit der Ökumene stellt man sich

---

[107] vgl. TRE 1984, S.222 f
[108] vgl. TRE 1984, S.224
[109] vgl. TRE 1984, S.225

theologisch wieder die Frage nach einem Gewissen der Kirche, bzw. der Christen. Nach Bonhoeffer kann es in wesentlichen Fragen bei Christen keine verschiedenen Gewissen geben, wenn man Gewissen christlich orientiert als eine Warnung vor der Übertretung der Lebensgesetze sieht. Gewissen weist demnach in gleichen Kulturen, Religionen Gemeinsamkeiten auf, die natürlich individuelle Ausprägungen haben können.[110]

„Gewissensentscheidungen und Gewissensurteile sind nicht übertragbar" und nur verbindlich, für den der sie gefällt hat.[111]

Seeberg schreibt: „Das christliche Gewissen orientiert sich ‚an Glaube, Hoffnung, Liebe' […] ‚der Christ hat ein gutes Gewissen' […] dies allerdings ‚ruht auf der religiösen Erfahrung, dass durch Christus die Sünden vergeben sind' […] ‚Die Religion des guten Gewissens ist Religion der Sündenvergebung' […], denn im Blick auf die ‚ethische Tendenz' des Lebens gilt das Urteil: ‚Wer glaubt, der handelt gut.'"[112]

Im Protestantismus gilt das nicht durch die Gnade gerechtfertigte natürliche Gewissen als reine

---

[110] vgl. TRE 1984, S.226
[111] TRE 1984, S.226
[112] TRE 1984, S.229

menschliche Selbstrechtfertigung. Das Gewissen ist nur frei, weil es durch Christus befreit wurde. Schweitzer kennt theologisch nur das schlechte Gewissen und bezeichnet das gute als eine „Erfindung des Teufels."[113]

Der Gewissenbegriff wird zwar noch häufig gebraucht: „aber es ist unklar, ob damit ein innerer Richter (Aufklärung), Gottes Stimme (Erweckung), ein Überich (Psychoanalyse), ein Hang zum Guten (kath.), eine getröstete Glaubensinstanz (prot.), ein Systemregulativ (Systemtheorie) o.a. gemeint sei."[114]

Trotz wachsender öffentlicher Gewissenhaftigkeit durch Friedens-, Umwelt-, und Nachweltbewußsein zeigt sich eine Krise des Gewissenbegriffes in gleichzeitig öffentlicher Gewissenlosigkeit und mangelndem Unrechtsbewusstsein.[115]

Das Gewissen handelt transmoralisch nach Luther durch die Rechtfertigung allein um der Schöpfung und dem Nächsten zu dienen. Moralisch handelt das evangelische Gewissen aus den Normen und Werten seiner Erziehung, Umwelt und Persönlichkeit heraus.[116]

---

[113] TRE 1984, S.231
[114] RGG 2000, S.906
[115] vgl. RGG 2000, S.906
[116] vgl. RGG 2000, S.907

In der reformatorischen Vorstellung kann das Gewissen nur durch Christus befreit, getröstet und zum Guten angeleitet werden, eine direkte Gewissenserziehung ist demnach nicht möglich. Die Erziehung kann nicht das Gewissen bestimmen, sie kann aber für Bedingungen sorgen, dass man: „1. seine Gewissenüberlastung wahrnimmt, 2. seine Unfähigkeit zu vollkommener Normen- und Werterfüllung einsieht, 3. sich nach Befreiung vom gequälten Gewissen sehnt, 4. für Gottes Gewissentröstung durch Mitmenschen offen ist und 5. sich als Gerechtfertigter zum guten anleiten lässt."[117]

Nach Hegel ist das Gewissen die moralische Ausbildung der modernen Zeit. Das Gewissen ist ein Hausrecht, welches sich selbst und Gott verpflichtet ist.[118]

Für Seel ist Gewissen nur als Anlage vorhanden, es ist inhaltlich nicht vorherbestimmt.[119]

Nach J. und W.Grimm ist Gewissen (ahd. Gawizzani, mhd. Gewizzen) eine Verstärkung des Wortes „Wissen" und soll sich erst in der neuhochdeutschen

---

[117] RGG 2000, S.908
[118] vgl. TRE 1984, S.194 f
[119] vgl. TRE 1984, S.195

Schriftsprache durchgesetzt haben. Sprachhistorisch sehen Grimm im 18. Jahrhundert Gewissen als das Bewusstsein einer Sache, bzw. dem Bewusstsein der Unsittlichkeit einer Handlung.[120]

Nach Stoker wird der Entwicklungsgang des Wortgebrauchs vom Gewissen, ursprünglich im Sinne von „Bewusstsein", über „moralisches Bewusstsein", zum „sich in uns regenden Gewissen" in Frage gestellt.[121]

Er meint, dass ein personales Verhältnis zum eigenen Bösen reell erlebt wird.[122]

Nach Philo ist das Gewissen ein Mittel zur Besserung menschlichen Lebens. Er folgt mit seiner Gewissenlehre nicht neupythagorischer und stoischer Lehren und ist auch nicht von der griechisch-hellenisch Verwendung des Begriffs geprägt, sondern basiert auf alttestamentlichem Gedankengut. Das Gewissen weiß die geheimen Pläne und tritt als innerer Ankläger und Richter auf. Das Gewissen: „deckt Sünden auf, straft, führt zu Reue und Buße, belehrt, bessert, mahnt zur Umkehr und spornt zur Tugend an."[123]

---

[120] vgl. TRE 1984, S.197
[121] vgl. TRE 1984, S.198
[122] vgl. TRE 1984, S.211
[123] TRE 1984, S.202

Montaigne ist überzeugt, dass das Gewissen durch die Macht der Gewohnheit bestimmt wird. Die Vernunft soll Gewissen und Tugend leiten.[124]

Zum Beispiel wird militärisch beim so genannten Schießen auf Pappsoldaten, welches gegenüber Zielscheiben nicht nur der Treffgenauigkeit dient, mit dem Mittel der Gewohnheit gearbeitet. Die Auswirkungen auf das Handeln und das Gewissen von Filmen, Videospielen und Computerspielen, die optisch nahezu lebensecht gestaltet sind, können m.E. anhand verschiedener bekannter Amokläufe oder Misshandlungen von Mitschülern [Anm. des Autors. auch an deutschen Schulen] daher durchaus vermutet werden. Daher muss ich Rousseau und Shaftesbury widersprechen, die beim Gewissen von „Urteilen auf Grund von angeborenen Gefühlen" oder „durch die Natur gegeben" sprechen - es sei denn, man kann Menschen denen solche Gefühle nicht angeboren sind differenzieren. Shaftesbury sieht Gewissen auch als Reflexion im moralischen, wie religiösen Sinne. In jedem Fall wird m.E. das Gewissen durch das Umfeld, die Sozialisation und

---

[124] vgl. TRE 1984, S.203

auch Erziehung beim gesunden Menschen geprägt.[125]

Gewissen ist nicht erbliches meint auch Kant, sondern praktische Vernunft. Nur der Verstand kann darüber entscheiden, ob eine Handlung recht oder unrecht sei. Es ist für Kant eine unbedingte Pflicht nur eine rechte Handlung zu unternehmen. Das Postulat des Gewissens ist demnach die Gewissheit, dass mein Handeln recht ist.[126]

Nach Fichte ist das Gewissen: „ ‚bloßes Gefühl' oder ‚Gefühlsvermögen' […] und gibt als solches ‚nicht das Materielle her, dieses wird allein durch die Urteilskraft geliefert,…aber die Evidenz…und diese Art der Evidenz findet lediglich beim Bewusstsein der Pflicht statt.' Evidenz bedeutet Gewissheit, und das Gefühl der Gewissheit… ist stets eine unmittelbare Übereinstimmung unseres Bewusstseins mit unserem ursprünglichen Ich, … das letztere ist unser einziges wahres Sein und alles mögliche Sein und alle mögliche Wahrheit', daher täuscht das Gefühl der Gewissheit nie."[127]

---

[125] vgl. TRE 1984, S.204 f
[126] vgl. TRE 1984, S.207
[127] TRE 1984, S.207

Hegel ist der Auffassung, dass das Gewissen die Berechtigung des subjektiven Selbstbewusstseins ausdrückt. Es stellt sich im Wissen um Recht und Pflicht aus sich selbst als absolut dar, es erkennt nichts an, was es selbst nicht als das Gute weiß.[128]

Schleiermacher sagt aus: „…theologisch gesprochen: Gewissen ist nur ‚mit dem Zustande der Erlösungsbedürftigkeit gesetzt' […], philosophisch gesprochen: Wir kommen ‚im Denken eines Zweckbegriffes nur zur Ruhe… durch die Annahme der allgemeinen Zustimmung. Die Beziehung auf dieselbe ist das Gewissen, der Ausdruck derselben ist das Gesetz'"[129]

Diese Erlösungsbedürftigkeit ließ mich im Gebet nach Gott rufen, schreien und klagen. Um wie viel einfacher setzte da zu Luthers Zeiten der Ablasshandel an dieser Erlösungsbedürftigkeit an oder nicht ganz so einfach bei Nietzsche gleich die Loslösung von Gott mit samt dem Gewissen.

Für Nietzsche schafft das Gewissen keine Werte, es spricht nur nach. Er kritisiert den Glauben an Autoritäten, welcher die Quelle des Gewissens ist. Für Nietzsche ist es eine heilige Lüge, dass Gut und

---

[128] vgl. TRE 1984, S.207
[129] TRE 1984, S.207

Böse feststeht. Somit braucht es kein Gewissen welches sich daran orientiert. Gewissen ist der Wille zur Macht, der Instinkt der Grausamkeit, der sich rückwärts wendet, da er sich nicht entladen kann.[130]

Man kann den Erlöser erfahren in Wundern, Träumen, Bildern und im Mitmenschen. Ich glaube an Gott, aber ich bin ein Nichtwissender, der auch Perioden im Leben des Zweifels hat, vielleicht auch weil es nur einfacher wäre bestraft zu werden, ein Bußgeld zu zahlen oder gleich Gewissen und Gott abzustreifen, als die Gnade Gottes zu verstehen.

Für Feuerbach ist Gewissen eng mit dem Mitleid und dem gleichzeitigen Bewusstsein der Urheberschaft des Leids verbunden, ein an die Stelle des verletzten Du sich setzendes Ich. Auch für Feuerbach entsteht Gewissen retrospektiv, erst nach der Tat erwacht es aus Angst vor Strafe. Gewissen ist auch für ihn nicht angeboren, sondern ausgebildet.[131]

Rüdiger unterscheidet im 20. Jahrhundert vier Bereiche, die selten in reiner Form vertreten sind: „Das vox-dei-Gewissen, das dem christlich-religiösen Deutungsbereich des Menschen als Erlösungswesen zugehört, das Vernunftsgewissen, das den

---

[130] vgl. TRE 1984, S.209
[131] vgl. TRE 1984, S.209

Menschen als verantwortliches Vernunftswesen und pflichtgeleitet begreift, das Schuldgewissen, das den Menschen als Konfliktwesen zwischen Trieb und Norm betrifft, das Regelgewissen, das den Menschen als Prägewesen vom Standpunkt der Anpassungsmoral bezeichnet."[132]

In der marxistisch-lenistischen Ethik steht der Gewissensbegriff wieder stark im Zusammenhang mit der Pflicht und Ehre. Archangelski sieht den wahren Charakter des Gewissens in der Moral der werktätigen Klasse und nach Schischkin ist Gewissen, wie Moral das Ergebnis der geschichtlichen Entwicklung und in der Klassengesellschaft in den verschiedenen Klassen unterschiedlich.[133]

Für Freud hat das Gewissen seinen Ursprung in der der Angst vor Autorität und später vor dem eigenen Über-Ich.[134]

Heidegger beschreibt das Gewissen als Ruf der Sorge. „Sorge ist ein durch Schuldigsein (wesenhafte Nichtigkeit des Daseins) konstituiertes Sein, und nur weil das Dasein im Grunde seines Seins schuldig ist

---

[132] TRE 1984, S.210
[133] vgl. TRE 1984, S.211
[134] vgl. TRE 1984, S.212

und als geworfenes verfallendes sich ihm selbst verschließt, ist das Gewissen möglich"[135]

Die Gewissensfreiheit in unserer Gesellschaft heute ist eine: „gesellschaftlich getragene und staatlich tolerierte Freiheit der persönlichen Gewissensentscheidung und der dieser folgenden Haltung und Handlung.[136]

Bei allen wissenschaftlichen Differenzen der unterschiedlichen Fachrichtungen gibt es eine Übereinstimmung: „hinsichtlich der Instinktentbundenheit, der Weltoffenheit und Lernfähgkeit des Menschen als anthropologischer Grundbedingung der Möglichkeit, eine innere Wert- und Verhaltensorientierung auszubilden."[137]

„Das praktisch-theologische Erkenntnis- und Handlungsinteresse geht sicher nicht im sozialpsychologischen oder psychotherapeutischen auf. Kirchliches Handeln, welches sich der biblischen Tradition verpflichtet weiß, wird die Zusage und Zumutung einer die Wirklichkeit des Gewissens überschreitenden Möglichkeit des im Glauben gewiss gemachten Gewissens im Blick behalten. Gerade

---

[135] TRE 1984, S.212 f
[136] TRE 1984, S.232
[137] TRE 1984, S.235

auch in solcher Gewissheit liegt eine praktische Entsprechung zur Erkenntnis ‚trans-moralischer' Qualität des protestantischen Gewissens" so Tillich.[138]

Eine reine Trennung nach theologischer und humanwissenschaftlicher Betrachtung sollte nicht sattfinden, man kann Gewissen nicht nur wesenhaft oder funktional betrachten. Wahl schreibt, dass die Theologie Gottes Offenbarung im Gewissen, zwar symbolisch vermitteln, nicht aber als apriorische transzendentale Begründung missdeuten darf.[139]

Stollberg meint, dass die Seelsorge eine Gewissenbegleitung sein kann, nicht aber versuchen soll das Individuum in vorgegebene Normen einzupassen. Seelsorge muss: „Hilfe zur biographisch-personalen Integration von überindividueller Norm und individueller Notwendigkeit im Interesse größerer Mündigkeit und Entscheidungsfreiheit" bereitstellen.[140]

Der Gemeindepfarrer hat nach Stollberg die einzigartige Möglichkeit ganzheitlicher Gewissensbegleitung durch seine Wahrnehmung

---

[138] TRE 1984, S.236 f, siehe im Text S. 38
[139] vgl. TRE 1984, S.237
[140] TRE 1984, S.238

beratender, erzieherischer und verkündigender Dienste. Die evangelische Predigt hat zwar kein Zeigefinger mehr zu erheben, aber sie soll ein Stück Wegweisung und Hilfe zu verantwortlicher persönlicher Entscheidung bieten.[141]

---

[141] vgl. TRE 1984, S.239

5. Schluss

„Bei einer gegenstandsbezogenen Wissenschaft ist diese Maxime der umfassenden Übersicht und der möglichst vollständigen Aufzählung noch immer eine vernünftige Maxime des Denkens."[142]

Da alleine die Vorstellung von Vollständigkeit sehr erkenntnishemmend sein kann, wählte ich die narrative Herangehensweise und habe meine Geschichte retrospektiv betrachtet. Mein Ziel war eine phänomenologische Analyse meines Handelns unter der Perspektive der dabei auftretenden Gewissenskonflikte. Für den Leser hoffe ich die möglichen Gewissenskonflikte, die bei einer Heimgründung entstehen können, erschlossen zu haben.[143]

Im Rückblick versuche ich, die hinter mir liegenden Phasen meines Handelns als sinnvolle Erfahrungen meines eigenen Lebensweges im Kontext einer moralisch geordneten Welt zu begreifen. Dies bedeutet, dass die Handlungen so sein mussten wie sie waren. Ob dies von einer narzisstischen

---

[142] Liessmann 2002, S.103
[143] vgl. Liessmann 2002, S.104

transformierten Liebe wie bei Schillak im Kapitel ‚persönliches Zeugnis Leben' herrühren mag, sei dahin gestellt. Ich verleugne nicht das Schlechte um nur das Gute zu erinnern, sondern: „beides ist gerade für mich passiert, damit ich werden konnte, der ich jetzt bin. Ich preise alles als ein Geschenk Gottes."[144] Ich hoffe im Glauben auf die Gnade Gottes. So schreibt Wried: „Erkenntnis kann der Mensch nur im Bereich der Auswirkungen der Gnade gewinnen."[145] Weiter schreibt er: „Erst durch die Gnade der Rechtfertigung und im Prozess der Erlösung wird der Mensch fähig zur cooperatio com deo." [146]

Schmidt schreibt: „Die im Glauben Gerechtfertigten wissen sich zum zielbezogenen Handeln von dem befähigt, dessen Kraft in den Schwachen mächtig ist. Die Rechtfertigungserfahrung ist auch die Basis eines kritischen Umgangs mit überfordernden, unangemessenen oder falschen Zielvorstellungen. Fehler oder Scheitern brauchen sich die, die sich angemessen eingesetzt haben, nicht selbst zuzurechnen." [147]

Da die gesamte Abhandlung auf meinen existentiellen Erfahrungen, meinem Gewissen und meinem Glauben basiert, sind die persönlichen Passagen meist logisch-rationaler Kritik entzogen.[148] Gewissen ist eben nicht nur Verstand.

---

[144] Schillak 1986, S.412
[145] Wried 1991, S.231
[146] Wried 1991, S.132
[147] DWI-Info 35 2003, S.329

Gewissen konnte daher von mir nicht rein wissenschaftlich betrachtet werden. Ich habe Gewissen erst einmal wie Thielike als ein „Etwas"[149] erfahren, ohne dass dieses gegenständlich erfasst werden konnte und durch diese Arbeit, umfangreiche Literatur und im Gebet als durch Christus befreit erkannt. Ich stimme Luther zu, der das persönliche Erleben des Gewissens betont, und dadurch die Erkenntnis der Gnade erfährt. Gute Taten werden uns nicht rechtfertigen, wir sind alle Sünder. Aber nichts desto trotz sollen wir uns m.E. um gute Taten bemühen. Die „gute Tat" werden wir selbst dabei nicht erreichen, aber mit Gottes Hilfe können wir uns darum bemühen und dies nicht für Gott oder gar für uns selbst, sondern für den Mitmenschen – dies ist Diakonie. Schon die Stellung, die Wichern im Jahr 1848 bezog bezeichnet Krimm als „evangelisches Gewissen".[150] Es geht um das „Bemühen" und dem Wissen darum, dass das Gewissen nie rein werden kann, aber durch die Gnade Gottes befreit ist.

---

[148] vgl. Wried 1991, S.131. Luthers Gnadenlehre baut auf Glaubensaussagen auf, die auf persönlichen Erfahrungen begründen und sich damit ebenfalls logisch-rationaler Kritik entzieht.
[149] vgl. TRE 1984, S.229

[150] Vgl. DWI-Info S3 2003, S.62f

6. Anhang

6.1. Leitbild

Leitbild....................

Die ....

in der .... ist als gemeinnützige

Einrichtung innerhalb der Diakonie dem christlichen Welt- und

Menschenbild verpflichtet, wie es in der Bibel grundgelegt ist:

- Die Welt ist von Gott als seine Schöpfung den Menschen anvertraut und in Verantwortung übergeben

- Der Mensch ist in all seinen Lebensphasen und Lebenslagen als Abbild und Ebenbild Gottes in seiner Einmaligkeit und Individualität geschaffen.

- Jesus Christus ist für uns das Urbild wahren Menschseins, Leitbild und Orientierung

Wir erwarten von den Bewohnern, dass sie diese Grundrichtung respektieren und tolerieren. Von unseren Mitarbeiterinnen und Mitarbeitern wünschen wir uns darüber hinaus, dass sie diese Grundsätze anerkennen und beachten.

Unsere Aufgabe ist es, älteren Menschen unabhängig von Religion, Volkszugehörigkeit, Geschlecht oder gesellschaftlichem Ansehen in ihrer Lebenssituation Pflege und Begleitung entsprechend ihrem Hilfebedarf mit dem Ziel zu gewähren, für die Bewohner ein möglichst hohes Maß an Zufriedenheit und Lebensqualität in dieser Phase des Lebens zu erreichen. Dabei verstehen wir unter Pflege und Betreuung:

- Die Würde des Menschen steht bei allen betreuenden und pflegerischen Handlungen im Vordergrund
- Die individuellen Bedürfnisse und Gewohnheiten der zu Betreuenden wahrnehmen und respektieren
- Die Erhaltung und Wiederherstellung der Eigenständigkeit und die Förderung der Selbständigkeit
- Die physischen, psychischen und sozialen Veränderungen nicht isoliert sehen, sondern die Ganzheit des Menschen erkennen, beachten und einbeziehen.

Die .... bildet mit allen Mitarbeiterinnen und Mitarbeitern der .... eine Dienstgemeinschaft. Wir setzen auf die Fähigkeit und Bereitschaft, Verantwortung zu übernehmen und sich weiterzubilden, um den sich ständig verändernden und wachsenden Anforderungen gerecht zu werden. Klare Aufgabenbeschreibungen, die Delegation von Kompetenzen und Verantwortung ermöglichen und stärken eigenverantwortliches Handeln.

Die Mitarbeiterinnen und Mitarbeiter mit Leitungsaufgaben praktizieren einen Führungsstil, der den anderen Mitarbeiterinnen und Mitarbeitern Beteiligung und Teilhabe an der Erfüllung der gestellten Aufgabe ermöglicht. Für die Dienstgemeinschaft gilt das Arbeits- und Dienstrecht der Diakonie. Neben der Arbeit der Hauptamtlichen ist der Dienst der Ehrenamtlichen ein wichtiger Bestandteil in der .... Ihre Tätigkeit ergänzt und erweitert das Angebot an die Bewohner und ermöglicht zusätzliche Aktivitäten.

Der Kontakt zu den Angehörigen und Betreuern und ihre Einbeziehung in die Betreuung der Bewohner ist uns ein wichtiges Anliegen. Mitarbeiterinnen und Mitarbeiter, Angehörige und Betreuer tragen eine gemeinsame Verantwortung.

Die .... ist eine offene Station. Sie ist ein Ort der Begegnung, der sozialen, kulturellen und religiösen Erfahrungen für die Bewohner, die Menschen in der Gemeinde und im Stadtteil.

Die Spannungen zwischen Wirklichkeit in unserer .... und den in diesem Leitbild formulierten Vorstellungen, und die sich verändernden gesellschaftlichen und ökonomischen Rahmenbedingungen zwingen uns zu ständiger Überprüfung der Aufgaben, Qualität und Wirksamkeit unseres Handelns. Unsere sozialen Dienstleistungen erbringen wir nach den Grundsätzen der Wirtschaftlichkeit bedarfs- und sachgerecht.

7. Verzeichnisse

7.1. Abbildungsverzeichnis

7.2. Literaturangaben

Die *kursiv* gedruckten Worte zeigen die Zitierweise in den Fußnoten an.

7.2.1. Hilfsmittel:

- *Die Bibel.* (1989)   Nach der Übersetzung Martin Luthers. Stuttgart.

- *HeimG.* Fundstelle: BGB1 I 1974, 1873; Sachgebiet: FNA 2170-5: Heimgesetz, 7. August 1974 Stand: Neugefasst durch Bek. v. 5.11.2001 2970; geändert durch Art. 31 G v. 23. 7.2002 I 2850! Änderung durch Art. 52 V v. 4.11.2003 I 2286 (Nr. 56) noch nicht berücksichtigt !

- *HeimPersV* . Fundstelle: BGB1 I 1993,1205; Sachgebiet: FNA 2170-5-5: Heimpersonalverordnung, 01.Oktober 1993 Stand Änderung durch Art.1 V v.22.6.1998 I 1506

Überschrift: IdF d. Art. 1 Nr.1 V v. 22.06.1998 I 1506 mWv 27.6.1998

- *PflegeVG*. Sozialgesetzbuch (SGB) Elftes Buch (XI) Soziale Pflegeversicherung- (860-11) vom 26. Mai 1994 (BGBl. I S. 1014,1015) zuletzt geändert durch Artikel 10 des Gesetzes vom 27. Dezember 2003 (BGBl. I S. 3022)

- *RGG*. Betz, Hans Dieter; Browning, Don S.; Janowski, Bernd; Jüngel, Eberhard (Hrsg.)(2000): Religion in Geschichte und Gegenwart, Handwörterbuch für Theologie und Religionswissenschaft, vierte, völlig neu bearbeitete Auflage, Band 3 F-H. Tübingen.

- *TRE*. Müller, Gerhard (Hrsg.)(1984): Theologische Realenzyklopädie, Band XIII, Gesellschaft/Gesellschaft und Christentum VI – Gottesbeweise. Berlin, New York.

7.2.2. Weitere Literatur:

- *Apelt*, Otto (Hrsg.)(1923): Eine deutsche Übersetzung u.a. im Band V von Platon: Sämtliche Dialoge, Nachdruck 1993. Hamburg.

- *Biser,* Eugen (Hrsg.)(1983): Nietzsche für Christen. Eine Herausforderung. Freiburg. Basel. Wien.

- *DWI-Info S3.* Herrmann, Volker (Hrsg.)(2003): Liturgie und Diakonie. Zu Leben und Werk von Herbert Krimm. Heidelberg

- *DWI-Info 35.* Herrmann, Volker (Hrsg.)(2003): Diakonische Aussichten. Festschrift für Heinz Schmidt. Heidelberg

- *Freund,* Annegret (Hrsg.)(1994): Gewissensverständnis in der evangelischen Dogmatik und Ethik im 20.Jahrhundert. Berlin. New York.

- *Kirschner,* Josef (Hrsg.)(1976): Die Kunst ein Egosist zu sein. Das Abenteuer, glücklich zu leben – auch wenn es anderen nicht gefällt. Locarno

- *Leher,* Stephan (Hrsg.)(2000): Kann ich heute noch gewissenhaft handeln? Ein theologischer Ausblick. Innsbruck; Wien.

- *Liessmann,* Konrad Paul (Hrsg.)(2002): Vom Nutzen und Nachteil des Denkens für das Leben. Vorlesung zur Einführung in die Philosophie. Wien.

- *Lutherischer Weltbund,* Päpstlicher Rat zur Förderung der Einheit der Christen (Hrsg.)(1999): Gemeinsame Erklärung zur Rechtfertigungslehre,

Gemeinsame offizielle Feststellung, Anhang (Annex) zur Gemeinsamen offiziellen Feststellung. 4. Auflage. 2000. Lembeck. Bonifatius.

- *Lüttke*, Hans (Verf.)(2003): Gehorsam und Gewissen. Die moralische Handlungskompetenz des Menschen aus Sicht des Milgram-Experimentes. Frankfurt / M.

- *Kant*, Immanuel (Verf.)(1968): Kants Werke. Akademie Textausgabe V. Kritik der praktischen Vernunft. Berlin.

- *Kohler*, Marc E. (Hrsg.)(1995): Diakonie. Neukirchener Arbeitsbücher. 2.Auflage. Neukirchen-Vluyn.

- *Koncsik,* Imre (Hrsg.)(1995): Die Ursünde, ein philosophischer Deutungsversuch. Marburg.

- *Meyer*, Matthias (Verf.)(o.J): Unveröffentlichte Manuskripte der Diakonie Pflegestation. o.O.

- *Mokrosch,* Reinhold (Hrsg.)(1979): Das religiöse Gewissen. Stuttgart.

- *Ratzinger*, Joseph (Hrsg.)(1999): Wahrheit, Werte, Macht. Pluralistische Gesellschaft im Kreutzverhör. Frankfurt /M.

- *Römelt*, Josef (Verf.)(1994): Antropozentrische Aporie und christliches Gewissen. Studien zur theologischen Ethik. Freiburg i.Ue., Freiburg i.Br.

- *Saldern* von, Matthias (Hrsg.) (1998): Grundlagen systemischer Organisationsentwicklung. Hohengehren.

- *Schillak*, Wolfgang (Hrsg.)(1986): Gewissen und Identität. Versuch eines theologisch-psychologischen Dialogs über Relationen und Strukturen individueller Gewissenstätigkeit. Frankfurt / M.

- *Simm*, Christoph (Hrsg)(1991): Kants Ablehnung jeglicher Erbsündenlehre. Philosophie, Band 12. Münster.

- *Ulrich*, Peter (Hrsg) (2001, 1.Auflage 1997): Integrative Wirtschaftsethik. Grundlagen einer lebensdienlichen Ökonomie. 3. Auflage. Bern

- *Van Straten*, Michael (Hrsg.)(1993): Schlaf gut!. Leicht einschlafen erholt aufwachen. München

- *Wang*, Chin-hsien (Hrsg.)(1993): Kants Lehre vom Gewissen. Basel.

- *Wils*, Jean-Pierre (Hrsg.)(1992): Grundbegriffe der Christlichen Ethik. Paderborn.

- *Windisch*, Hubert (Hrsg.)(1987): Mut zum Gewissen. Einladung zu einer riskanten Seelsorge. Regensburg.

- *Wriedt*, Markus (Hrsg.)(1991): Gnade und Erwählung, eine Untersuchung zu Johann von Staupitz und Martin Luther. Mainz.

7.2.3. Zeitschriftenverzeichnis:

- *Bohl, Jochen* (Verf.)(1999): Das Ohr am Markt, Die Zukunft der Diakonie. In: Diakonie. Theorien-Erfahrungen-Impulse. 5/1999. S.22ff.

7.2.4. Internet:

- *Ev-net.* Forum: http://www.ev-net.de/forum/messages/2015.html vom 02.12.2003.

- *IHK.* http://www.frankfurt main.ihk.de/starthilfe_foerderung/exis tenzgruendung/rechtsfragen/gewerberecht / freie/berufe/index.html vom 04.03.2004

- *Ihmig*, Harald (Verf.) (1997): Diakonie als Kundenservice. Zu Marktorientierung und Eigensinn der Diakonie. Aus CUS Heft 2 / 1997 Teil II Kapitel 5 http://www.brsd.de/archiv/CuS_Archiv/CuS_2_1997/ Diakonie_als_Kundenservice___2/diakonie_als_kund enservice___2.html vom 14.11.2003.

- *Löffler*, Dominik (Verf.) (2001): Geschäft und Gewissen. Überlegungen und Fallstudien einer Gegenwärtigen Praxis der Business Ethics. Wien http://sammelpunkt.philo.at:8080/archive/00000010/0 1/DL-DA-final.pdf vom 24.11.2003.

Über den Autor

Matthias Meyer ist am 28.April 1973 in Halle an der Saale als evangelisch lutherischer Pfarrersohn geboren. Nach seinem Abitur 1992 in Viernheim war er während der Wehrpflicht als Kartenbearbeiter und Datenverarbeiter in Idar Oberstein, Ulm und Sigmaringen tätig. Danach hat er eine Krankenpflegeausbildung am Kreiskrankenhaus Heppenheim absolviert und 1996 als examinierter Krankenpfleger beendet. Mit Einführung der Pflegeversicherung 1996 hat Matthias Meyer bei der Gründung von Mensch e.V. mitgewirkt. An der Hochschule Magdeburg-Stendal hat er im Anschluß Gesundheitsmanagement studiert und 2002 als Diplom Gesundheitswirt (FH) mit Schwerpunkt Pflegemanagement abgeschlossen. Titel der Diplomarbeit war: „Konzeptionelle und inhaltliche Entwicklung eines Internetportals für den Bereich Gesundheit und Soziales". Er hat einen Aufbaustudiengang am Diakoniewissenschaftlichen Institut der Theologischen Fakultät der Ruprecht-Karls-Universität Heidelberg als Diplom Diakoniewissenschaftler 2004 abgeschlossen. Seine zweite Diplomarbeit ist in diesem Buch aufgegangen und lautet ursprünglich: „Gründung eines Pflegeheims wider das diakonische Gewissen - anhand der Pflegestation eines diakonischen Vereines in Ostdeutschland".

Matthias Meyer war als Heim- und Pflegedienstleiter für den organisatorischen und konzeptionellen Aufbau eines Pflegeheimes bei eimen diakonischen Verein in den neuen Bundesländern tätig.

Matthias Meyer ist seit 1996 Vorstandsvorsitzender von Mensch e.V. Er betreibt ein Pflegesachverständigenbüro, ist unabhängiger Pflegegutachter, als Referent und Berater tätig.

Er ist Inhaber eines kleinen fahrradfreundlichen „Bett & Bike" Hotels in 39240 Groß Rosenburg im Saale-Elbe-Eck, dem schönsten Ende der Welt ;-)

www.gesundheitswirt.de